JN141384

へるす出版新書
025

福祉は誰のために

ソーシャルワークの未来図

鶴 幸一郎
TSURU Koichiro
藤田孝典
FUJITA Takanori
石川久展
ISHIKAWA Hisanori
高端正幸
TAKAHASHI Masayuki

HERUSU SHUPPAN

福祉は誰のために—ソーシャルワークの未来図 ●目次

序に代えて

「福祉の世話にはなりたくない」——精神障害者の方の生活支援をするなかで、この言葉を幾度聞いたであろう。しかも、本人、家族からだけでなく、市民レベルでこうした言説が聞かれた。ここでいわれている「福祉」とは、生活保護制度を指していることはいうまでもない。いったいいつから、「福祉」が「生活保護制度」と同義になり、しかも、世話になるという、恥や世間体の悪さを含んだ、忌み嫌われるものとなってしまったのか。

人は誰しも、人生や生活のスタートを切る時点や日々の生活を送るなかで、自己選択ができないこと、自分の努力や責任ではどうにもならないことがある。それは、先天的あるいは後天的な病気や障害、親や生まれた家庭環境、経済の悪化に伴う雇用環境、自然災害などがあげられる。しかし、いまの社会における人の思想や政治は、そうした不可避な諸要件によって苦しい生活を強いられている人に対し、個人の努力や頑張りが足りなかったと、ことさら自己責任をあげつらい、生産性や効率化の名の下に、社会の隅に追いやってしまう。

本来「福祉」とは、人々の幸せであり、豊かさであり、人として当たり前に暮らすことの保障である。そしてそれは、特定の誰かのためのものではない。また、社会的弱者と呼ばれる社会の隅に追いやられた人々を最低限生き延びさせるための施しでもない。もう少し具体的にいえば、「福祉」とは、人と人とのつながりや、お金や物の再分配を通じた「人の存在と生活の安全保障」である。

国は、これまで、そしていまも、その安全保障の機能維持は個々人の自助努力が前提であることを強調し、それを基にした政策を実施してきた。近年、とくに2000年の社会福祉基礎構造改革以降、財源不足を主な理由にさまざまな「福祉」を市場化し、民間に「福祉」を担わせる一方で、公のセーフティネットにおける給付を切り下げる政策を次々と打ち出していく。そうした流れは、「安全保障」を自己責任によって確保していくことを推し進め、本来すべての人々を対象にした「福祉」が、一部の自助努力を果たすことが困難な人々に限定化した「延命保障」にすり替わってしまう事態を招いた。こうした事態が、人々に過重な自己責任を意識させ、それに苛まれる人々が自助努力を果たすことの難しい人々を非難する分断意識を芽生えさせてきたのである。それは同時に、非難する側が非難される側に立つことへの恐れと不安を想起させ、「福祉」の対象となることを拒否する市民意識が蔓延することにつながっていったともいえる。

こうした「福祉」の政策化と並行して、その「福祉」の実現における支援や援助を行う専門職が誕生してきた。ソーシャルワーカーの国家資格化である。国は、「福祉」を担う人材を資格法で縛り、制度や事業に規定することで政策の実行を担わせる。本来、ソーシャルワーカーは、社会正義や社会変革を掲げつつ、特定の誰かのためではなく、人々の「人間存在の尊重と生活保障」を希求する存在であり、先に述べた本来の「福祉」の実現を担う人材である。しかし、資格法や制度に縛られることで、否応なくその実践が制限され、同時に実践の対象者も限定化させられてしまっている。

これまで障害福祉サービス事業所に身を置きながら、その利用者である障害者の方の生活にかかわり、フィールドワークとしてシングルマザーの方やアルコールや薬物依存症の方の支援を行うなかで、「福祉」とはいったい誰のためにあるのかと、ひとりのソーシャルワーカーとして葛藤し、自問自答してきた。今回、その答え示すべく、私が信頼し、尊敬する教育・財政の研究者、ソーシャルワーカーのお三方と共に筆を執り、「福祉」の実相や、その担い手であるソーシャルワーカーの資格や実践のあり方に迫ることとなった。それは同時に、日々薄氷を踏むように生きざるを得ない人々への、未来に向けた希望とならんことを願いとして込めている。

令和元年七月

鶴　幸一郎

Ⅰ

「本来の福祉」を実現するためのソーシャルワーカーの課題と資格統合の必要性―現場から

社会福祉法人フォレスト倶楽部理事長
鶴　幸一郎

現場での支援実践で感じてきた不全感

これまで23年間、精神科病院やこころのケアセンター、いまの障害福祉事業所でかかわる方が当たり前に暮らすことの支援を実践してきた。対象になったのは、隔離収容されていた精神障害者の方、震災で被災した方、障害を抱え就労や一人暮らしが難しい方といった、いわゆる社会的に弱い立場に追いやられた方々ばかりであった。そのなかで、アパートの確保、経済基盤となる障害年金や生活保護申請、生活をしていくための備品購入・家計管理支援、地域での居場所利用のための諸手続きなど、あらゆる制度の利用・活用に関する支援を行ってきたのだが、その生活ぶりはおよそ人間らしい生活とはいえない状況であった。

障害や経済力の低さが高い壁となり、希望する住居や地域を選べず、一般家庭におおよそ普及している家具・家電も買えず、働きたいと願っても、そうした制度は脆弱もしくは居住地域に利用可能な資源がないなど、あらゆることに生活のしづらさや資力のなさがつきまとい、人間らしい生活を送ることを阻んでいく。

はじめに、筆者自身のソーシャルワーカーとしての生い立ちにも言及しておきたい。福祉系大学を卒業した年に精神保健福祉士という国家資格が制定されたため、無資格のまま現場に出た最後の世代である。肩書きというものに無頓着であったため気にもしていなかったが、事務職扱いで入職し、その待遇は、母親から「あんたバイトか？」と揶揄されるほどの低待遇であった。一人暮らしで、職場に先輩も上司もなく、ただひたすら食費を削って、本を読み、研修に参加する日々。いまだから告白できるが、月末には給料が底を突き、患者さんが作った農作物を拝借したことも、夜中に勤務する精神科病院の食堂にあった夜勤看護師のための炊飯器からご飯を拝借したことも一度や二度ではない。筆者自身も生活支援を受けたいと何度思ったことか。

人は、障害者であろうが高齢者であろうが若者であろうが、基盤となる生活インフラや資力が確保できない環境や状況に置かれると、自尊心や自制心が削られる。この国は、それらを確保できないのは、自己責任であり、努力や頑張りが足りないからだとし、時に生活保護バッシングにみられるような攻撃もする。その裏側には、いつ自分がそうなるとも知れぬ不安、自分はこんなにも頑張っているのに報われないという憤りがあるのではないだろうか。障害を抱えることは不可避で不可知なことであり、老いは誰しもに訪れるもの。また、生まれた家庭環境や性別は自己選択によるものではない。にもかかわらず、人や社会が、障害者や介護を必要とする高齢者、貧困家庭、シングルマザーなどの社会的弱者が置かれた厳しい生活環境を自己責任であるとするのはいったいなぜなのだろう。

支援の実践現場においてやるべきことをやっても、対象となる方の人間らしい当たり前の生活を確保することもままならず、そのような状況を社会から自己責任化される現実を目の当たりにしてきた経験から、「福祉」とは誰のための、何のためのものなのかを解き明かしてみたい。

「福祉」とは何なのか

一般的に「福祉」は社会福祉と呼ばれ、その意味するところは障害者や生活困窮者、介護を要する高齢者など、いわゆる社会的弱者が、「よりよい生活」や「当たり前の暮らし」を自助努力によって維持・確保することが難しい状況に対し、社会的な努力によってそれを援助・支援することとされている。そして、その援助や支援は、ソーシャルワークといわれている。つまり、「福祉の実現」と「手段・方法としてのソーシャルワーク」は、対をなしているのである。

しかし、この一般的に普及している「福祉」に関する認識は、本当に普遍的な「福祉」の意味として普及しているのだろうか。そして、その「手段・方法としてのソーシャルワーク」は、本来の機能を果たしているのであろうか。社会福祉における生活権保障を唱えた一番ケ瀬康子は、「福祉」を次のように定義している。

「ことに英語で申しますと、『福祉』というのはウェルフェア welfare の訳であります。これは、〝ウェル well〟という言葉と〝フェア fare〟という言葉が一つになった用語であります。〝ウェル〟というのは『快い』『健全に』というような訳がありますが、〝フェア〟というのは『暮らす』『やっていく』というような意味を持っています。こういうウェルフェアに対するソーシャルな努力あるいはソーシャル・ポリシーを『社会福祉』と呼んでいるわけです」

また一番ケ瀬は、家計費の中の食費の割合によって貧困の状態を測るエンゲル係数を生み出したエルンスト・エンゲルによる福祉の定義「福祉というのは日常生活要求の充足努力である」を引用してこうも述べている。

「日常生活要求というものをとらえてみますと、私は、三つに分けることができるのではないかと思っています。一つは、衣食住など、つまり人間が生存するために必要な基礎的な生活要求です。基礎的な生活要求つまりベーシック・ニーズです。二番目には、それだけではない、人間が人として生きていくためには仲間がほしい、あるいは、家庭生活を営みたい、職場で役割を果たしたいなどというような社会的要求があります。この社会的要求もたいへん大事な要求です。さらに、三番目には人間が人間らしく健康で文化的に生きていく文化的要求というのがあげられます。これは当然の要求です。自分に適した教育を受け、より深い学習をしたいという場合、あるいは日常生活のなかで趣味を持ち、思いきってスポーツや芸術を楽しむ。そしてきのうよりもきょう、きょうよりもあす、より心豊かな生活を営みたい、この文化的要求は、人間ならば誰にもある大事な要求の一つであるといえると思います」

実のところ「福祉」の解釈は、研究者のなかでも統一されておらず、普遍化されているとは言い難い。しかし、「福祉」が「人の幸福」や「幸福の実現」であるとするならば、一番ケ瀬が述べるように「福祉」は、障害の有無や性別、年齢、生まれた環境などに関係なく、誰しもが生活を営んでいくうえで必要とする礎（ベーシックニーズ）を国が政策や法律などによって保障し、それらに位置づけられた制度や事業といった社会資源を個人の状況に応じて提供・利用できる体制と人的資源が整っていることと定義できるのではないだろうか。この解釈は、日本が1979年に批准している国際人権規約の社会権規約と照らし合わせても妥当性を帯びる。これを「本来の福祉」と位置づけたうえで、国はこれまで「福祉」をどのように定義してきたのか。

戦後の1950年に開催された社会保障制度審議会において、それが次のように示されている。いわゆる「50年勧告」と呼ばれるものである。

「社会福祉とは、国家扶助の適用をうけている者、身体障害者、児童、その他援護育成を要する者が、自立してその能力を発揮できるよう、必要な生活指導、更生補導、その他援護育成を行うことをいう」

これを先述した「本来の福祉」と比較してみると、象徴的なズレがわかる。それは、対象となる範囲である。国は「福祉」の対象者を、いわゆる社会的弱者と呼ばれる人に限定化し、福祉そのものをそうした人々に対する個別の援助としていることが読み解ける。そして、それが現代にも受け継がれ、いまや市民間に広く認識されている。では、「福祉」の対象とされた障害者の置かれた状況はどうであろう。

障害者の実相

筆者が運営する社会福祉法人は、障害者の就労支援を行う通所事業所およびグループホームを運営している。**表1**に示すグループホーム入居者のデータでもわかるように、利用者のほとんどが、経済基盤を障害年金および生活保護制度に依拠し、障害年金のみ受給しておられる通所者は、親との同居が大半である。ちなみにではあるが、障害基礎年金は2級で月額約6・5万円、1級で約8・1万円であり、生活保護制度では、当法人のある自治体で生活扶助費は約8万円強となっている。

表1　フォレスト倶楽部グループホーム入居者（10名）の経済基盤

（2019年4月現在）

経済基盤	人数
障害年金のみ	4人
生活保護制度のみ	4人
生活保護と障害年金の併給	1人
障害年金と就労A型事業所（最低賃金　924円）	1人

また、２０１５～２０１６年に障害福祉サービス事業所の全国組織である「きょうされん」が実施した１万４０００人調査でも、その経済基盤の弱さが明らかにされている（**図1**）。

こうしたデータが意味する「障害者の経済基盤の弱さ」を測る指標として、貧困率をあげる。貧困率とは、収入などから税金や社会保障費などを差し引いた「等価可処分所得（世帯の可処分所得を世帯員数の平方根で割った数値）」の中央値の半分未満しかない人の割合のことを指す。等価可処分所得（以下、可処分所得）の中央値を２０１５年でみると、年間２４５万円である。つまり、その半分にあたる年間１２２万円未満の可処分所得しかない世帯を相対的貧困層、その割合を貧困率ということができる。そのうえで、表１・図1を照らし合わせると、障害者の約98％が相対的貧困層もしくはその一歩手前ということになる。

この状況は、筆者が23年前、現場実践に身を投じた時代とさほど

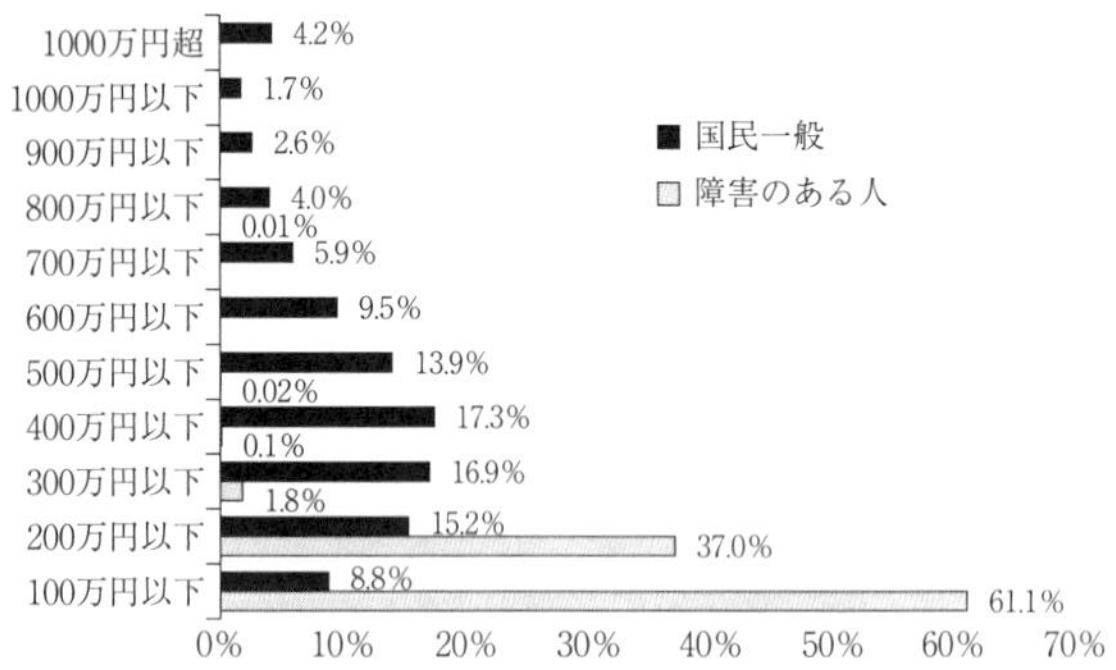

［きょうされん：障害のある人の地域生活実態調査の結果報告．2016.（国民一般は，国税庁：平成26年分民間給与実態統計調査．2015.）］

図1　障害のある人と国民一般の給与実態比較

変わりはない。このような状況がなぜ生み出されてきたのか。

脳性麻痺の当事者で、障害者の生存権確立運動を先導した横田弘は、当時の最低賃金法第8条を例にあげ、こう述べている。

「(最低賃金の適用除外) 第8条　1、精神又は身体の障害により著しく労働能力の低い者つまり『精神・身体障害者』には、この法の目的である『労働者の生活の安定』に価する最低賃金を支払わなくても良いのである。～中略～『障害者』の就労は国家権力の景気調整政策の安全弁として既婚女子のパートタイムと同じ役割りを務めさせられている。～中略～『障害者』は資本家に利益をもたらさない『肉体』なのである」

この指摘からもわかるように、障害者は、勤労を果たせない対象であり、ゆえに福祉における保護や更生の対象とみなされてきたのである。こうした政策に対し、横田の叫びは悲痛である。

「『できる』ことが『正しい』とされるならば、それが『できない』ことは『正しくない』すなわち『悪』なのだという論理に通じるし、そうだとすれば『できない』者、脳性マヒ者は『悪』だということになる」「なぜ私が治らなくてはいけないのだろう。なぜ歩けないままの私ではいけないのだろう」

この叫びに相反する形で福祉政策は、あくまで障害者を含めた社会的弱者を福祉の対象とした「50年勧告」に沿った形で維持、経過してきた。

そうしたなか、2016年に悲劇的な事件が起きる。相模原市の津久井やまゆり園で起きた障害者殺傷事件である。犯人である植松聖は、意思疎通のとれない障害者を「心失者」と呼び、事件後こう述べている。

「私は意思疎通がとれない人間を安楽死させるべきだと考えております。〜中略〜 私の考えるおおまかな幸せとは〝お金〟と〝時間〟です。人生は全てに金が必要ですし、人間の命は時間であり、命には限りがあります。重度・重複障害者を養うことは、莫大なお金と時間が奪われます」

加えて、日本に1000兆円の借金があることを引き合いに、こうも述べている。

「人間として70年養う為にはどれだけの金と人手、物資が奪われるか考え、ドロ水をススリ飲み死んでいく子どもを想えば、心失者のめんどうをみている場合ではありません」

横田と植松の言葉には「勤労による生産性」という共通点があり、障害者はそれを果たせない存在として社会から排除されているととらえられている。そして、排除された障害者の「生き延びるため」だけの福祉施策が展開され、その現実を見た植松は、福祉施策とその福祉施策の対象とされた障害者を「社会の無駄」だと考えたのである。

この障害者に向けられた剝き出しの刃は、同時に福祉従事者にも向けられたものだと考える。なぜなら、植松が称する「莫大なお金」のなかには、福祉従事者やソーシャルワーカーの人件費や諸費用が含まれるからである。とすれば、植松が無駄だと考えたものはいまの「福祉」そのものであり、かつ、植松のもつ思想や事件に一定の支持や賛同が集まったことは、国民の一定数に、「福祉」は無駄であり、恐ろしいことではあるが、その対象となる人を殺してでもなくしてよいものとする意識が、潜在的に蔓延していることを示唆している。

こうしたことは、生活保護利用者や透析患者、ＤＶ被害者などへのバッシングにも同じ意識構造を感じてしまう。この意識構造の広がりは、「福祉」が生産性や担税力を保持しない、それどころか自分たちの納めた税で生き、暮らしている社会的弱者のためのものという考えをもつ人が増えていることを表している。そして、ソーシャルワーカーが「本来の福祉」の実現のためのソーシャルワークを有効に機能させることができていない現状をも如実に表しているのではないだろうか。では、日本におけるソーシャルワーカーはどこにいて、何をしているのか。

ソーシャルワーカーの実相

日本におけるソーシャルワーカーとは、誰のことを指すのか。一般的には、２つの国家資格、社会福祉士と精神保健福祉士のどちらかを保持する者とされている。ただし、このことが広く国民的認知や評価を受けているかといわれれば、はなはだ心もとない。

また、この２つ以外にも、国家資格である介護福祉士や保育士、公的資格である介護支援専門員（ケアマネジャー）・相談支援専門員、福祉任用資格として社会福祉主事・児童福祉司などのほか、施設職員の名称として生活支援員や世話人、特定の領域を冠にした医療ソーシャルワーカー（ＭＳＷ）やスクールソーシャルワーカー（ＳＳＷ）、アルコールソーシャルワーカー（ＡＳＷ）などがあり、福祉分野で働く人の名称が乱立している。

こうした職種は、それぞれが病院や施設、事業所などに雇われ、そこに通院や通所、入院や入所している方を主に支援の対象としている。そのため、その所属機関の有する機能や法的な規定の範囲内において期待される役割を、否応なく担わされる状況に置かれている。そして、先に述べたように福祉の対象とされている社会的弱者の人々に対する個別の援助や支援が、その業務とされていることは、２つの国家資格の法的な定義を例にあげてみるとよく理解できる。加えて、日本においてはその業務が「ソーシャルワーク」と解されている現状がある。

社会福祉士及び介護福祉士法

（定義）

第２条　この法律において「社会福祉士」とは、第28条の登録を受け、社会福祉士の名称を用いて、専門的知識及び技術をもつて、身体上若しくは精神上の障害があること又は環境上の理由により日常生活を営むのに支障がある者の福祉に関する相談に応じ、助言、指導、福祉サービスを提供する者又は医師その他の保健医療サービスを提供する者その他の関係者（第47条において「福祉サービス関係者等」という。）との連絡及び調整その他の援助を行うこと（第７条及び第47条の２において「相談援助」という。）を業とする者をいう。

精神保健福祉士法

（定義）

第２条　この法律において「精神保健福祉士」とは、第28条の登録を受け、精神保健福祉士の名称を用いて、精神障害者の保健及び福祉に関する専門的知識及び技術をもって、精神科病院その他の医療施設において精神障害の医療を受け、又は精神障害者の社会復帰の促進を図ることを目的とする施設を利用している者の地域相談支援（障害者の日常生活及び社会生活を総合的に支援するための法律（平成17年法律第１２３号）第５条第18項に規定する地域相談支援をいう。第41条第1項において同じ。）の利用に関する相談その他の社会復帰に関する相談に応じ、助言、指導、日常生活への適応のために必要な訓練その他の援助を行うこと（以下「相談援助」という。）を業とする者をいう。

これらの定義と両資格の職能団体が加盟する、国際ソーシャルワーカー連盟（ＩＦＳＷ）の、「ソーシャルワーク専門職のグローバル定義」（２０１４年７月）と比較してみる。

IFSWの「ソーシャルワーク専門職のグローバル定義」

「ソーシャルワークは、社会変革と社会開発、社会的結束、および人々のエンパワメントと解放を促進する、実践に基づいた専門職であり学問である。社会正義、人権、集団的責任、および多様性尊重の諸原理は、ソーシャルワークの中核をなす。ソーシャルワークの理論、社会科学、人文学、および地域・民族固有の知を基盤として、ソーシャルワークは、生活課題に取り組みウェルビーイングを高めるよう、人々やさまざまな構造に働きかける。この定義は、各国および世界の各地域で展開してもよい」

この比較をみたときに一目瞭然の違いが2つある。1つは、IFSWは特定の誰かを規定していないが、国内法では、身体や精神の障害者や医療を受ける者と、その範囲を限定化していることである。

2つ目は、IFSWでは、社会やその構造に働きかけることをソーシャルワークに内包しているのに対し、国内法では、限定化された者への個別の援助や支援をソーシャルワークとしていることである。

他方、2つの国家資格の国内法における定義と、先にあげた「50年勧告」による国の「社会福祉の定義」と照らし合わせれば、その整合性の一致は明らかであり、先に述べた一番ケ瀬やIFSWが定義する「福祉」の実現や普遍的なソーシャルワークの概念との乖離も浮かび上がってくる。日本におけるソーシャルワークは、実践者たる福祉専門職がその展開を行う以前に、国が指し示す政策や国内法によって、その範囲を矮小化および限定化され、ソーシャルワーカー自身がその矮小化・限定化されたなかで行う実践をソーシャルワークであると誤認させられているといえる。

社会福祉士・介護福祉士が創設されて30年、精神保健福祉士は20年の時を経ているが、なぜその誤認に気づき、「本来の福祉」やソーシャルワークを希求する動きにならないのか。要因はさまざまだが、筆者は2つの要因を取り上げる。

①福祉従事者のジェンダー問題

国家資格者を含めた福祉従事者の多くは、児童福祉関連施設や高齢者施設、障害福祉事

表２　介護職員の正規 - 非正規別男女比率

	正規職員		非正規職員	
介護職員	男性	32.6％	男性	14.0％
	女性	67.4％	女性	86.0％
訪問介護員	男性	23.7％	男性	4.1％
	女性	76.3％	女性	95.9％

［（公財）介護労働安定センター：平成25年度介護労働実態調査結果について．2014.］

表３　障害者支援事業所職員の正規 - 非正規別男女比率

全体3,439人	就業者数	正規職員	非正規職員
男性	1,229人（37％）	866人	363人
女性	2,169人（63％）	1,059人	1,110人

［きょうされん：障害者支援事業所職員労働実態調査報告．2017．より作成］

業所などでのダイレクトケアの人材として活用されてきた。そしてその多くが女性である。厚生労働省統計情報部の「平成16年介護サービス施設・事業所調査」をみると全体の77・８％を女性が占めており、その後のデータ（**表２・表３**）をみても女性比率が高く、比例して非正規職員率も同様に高い。

表３のデータに賃金データを加えてみると、非正規職員１４７３人のうち９０９人、率にして61・７％が年収２００万円未満となっている。正規・非正規の合計でみても総数の60・３％が年収３００万円未満という現状である。

このように福祉分野の労働者に占める女性

比率が高い一方で低賃金であるのは、「福祉」における介護や生活支援が、日本の伝統的な性別役割分業によって女性の無償労働とされてきたことにあり、かつ、非常勤待遇が多いことは配偶者控除や配偶者特別控除との兼ね合いにおいて、いわゆる主婦労働者を福祉分野が取り込んできたからである。また、1985年の女性差別撤廃条約批准および男女雇用機会均等法制定、時を同じくして創設された社会福祉士・介護福祉士、その取得者の多くが女性であることを考えると、福祉政策は女性の労働参入を前提に展開されてきたといえる。そして杉本貴代栄が指摘するように、福祉分野内でもダイレクトケアを行う女性の福祉従事者を、ほかの産業でもみられるように、国家資格の有無にかかわらず男性管理職が業務管理する職場階層が常態化することで（図2）、女性の福祉従事者は二重差別を強いられることになり、福祉従事者のサイレントマジョリティ化を招いたといえるのではないだろうか。さらに付け加えるなら、国家資格を有する少数の常勤職員となった女性と低待遇であるにもかかわらず過酷なダイレクトケアに従事させられる非常勤職員の女性という関係のなかにあっても格差が生じ、その結果、常勤職員の女性は現状維持に甘んじてしまう一方で、非常勤職員の女性は日々のダイレクトケアをこなすだけで疲弊してしま

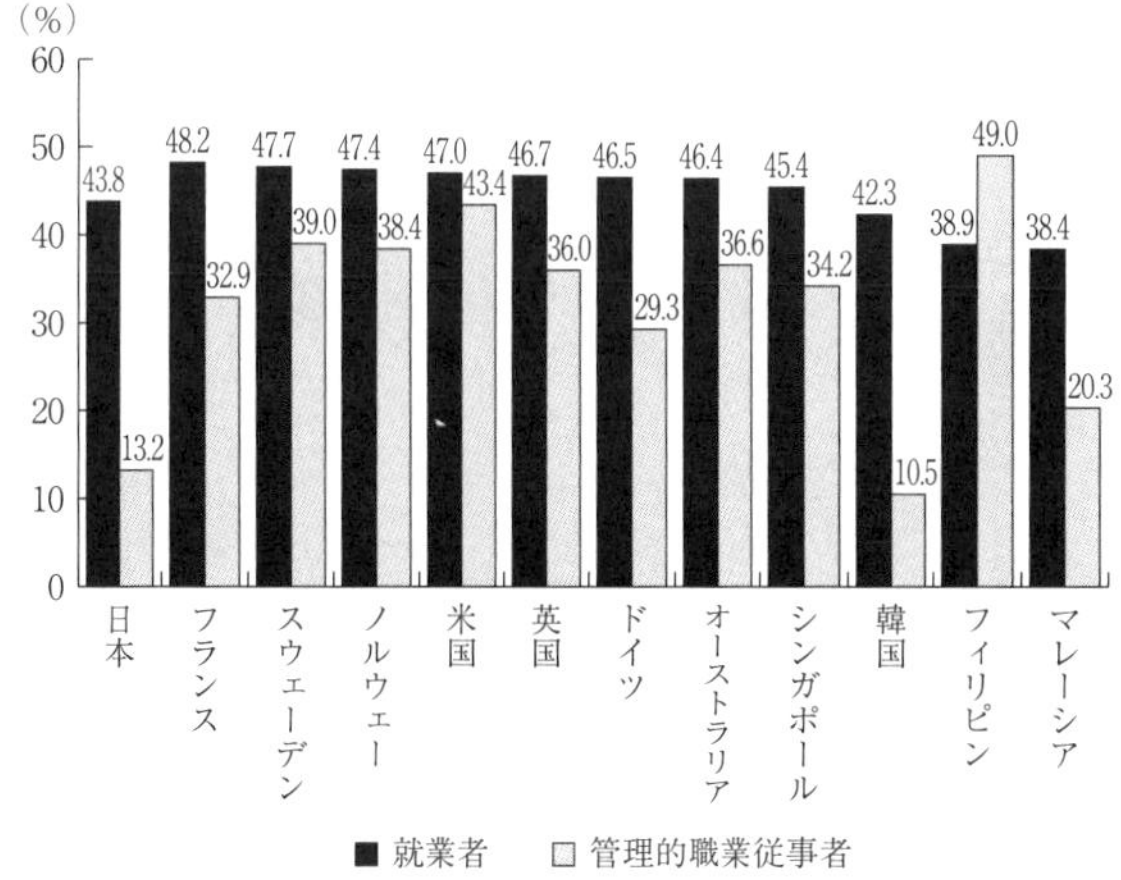

（備考）

1．総務省「労働力調査（基本集計）」（平成29年）、その他の国はILO "ILOSTAT" より作成。

2．日本、スウェーデン及びノルウェーは2017（平成29）年、韓国及びシンガポールは2015（平成27）年、米国は2013（平成25）年、その他の国は2016（平成28）年の値。

3．総務省「労働力調査」では、「管理的職業従事者」とは、就業者のうち、会社役員、企業の課長相当職以上、管理的公務員等。また、「管理的職業従事者」の定義は国によって異なる。

［内閣府男女共同参画局編：男女共同参画白書　平成30年版．2018.］

図2　就業者および管理的職業従事者に占める女性の割合（国際比較）

い、目の前の支援対象者の厳しい生活や置かれた環境の劣悪さや、福祉制度のなかで規定された、および所属した機関における業務に対し、疑問も批判的思考ももてなくなっているのではないだろうか。

こうして「福祉」の実現における支援実践者の大勢を占める女性が、サイレントマジョリティ化してしまうことで、国が示す「福祉」が肯定化され、「本来の福祉」の実現のためのソーシャルワークが無実化する事態に陥っている。また本来、ソーシャルワークの介入が必要なジェンダー問題が存在する最たる分野である女性の福祉分野での労働問題が、改善されないことにもつながっているのではないだろうか。

②福祉資格の分断の影響

先にあげたように、福祉分野における資格は、大きく分けて4つの国家資格と2つの公的資格に分かれており、また分野ごとの領域を冠にした名称があまた存在し、それぞれが小さな規模で職能団体を構成している。それに加えて、各施設や事業所の特徴による団体も存在し、福祉従事者は個人あるいは所属機関の指向性において、どこに所属するかを決めており、逆に、立ち位置があいまいであるがゆえに、どこにも所属しない人も多く存在する。

福祉分野における資格や職能団体・職域団体が、これほどまでに細分化され、分断している要因は、普遍的な「福祉」の理解やその実現のための方法であるソーシャルワークの概念や理念、理論が確立されないまま、選別主義的な福祉サービス提供の法制度の整備、それに伴う国家資格や公的資格の創設がなされてきたからである。

ここで、その分断の代表例として、社会福祉士と精神保健福祉士という2つの国家資格の創設に関する歴史的背景を取り上げる。

社会福祉士の創設に関する動きは唐突であった。1987年1月7日、当時の厚生大臣である斉藤十郎氏が記者会見で、その創設を発表する。その4カ月後の5月21日には衆議院で可決・成立している状況をみると、その拙速感は否めない。当時、資格創設に関与した秋山智久は以下のように述べている。

「社会福祉関係者はこの法案成立させることに全力を上げ、その中身について詳しい内容の検討にはほとんどタッチせず、作成を一方的に厚生省に任せてしまった」

当時の厚生省は、来たる高齢社会に向け、高齢者分野での労働者確保に迫られていた。そこで、ダイレクトケアを担う介護福祉士と、相談支援やサービス提供のマネジメントを担う社会福祉士の創設に動いたのである。このとき医療分野の職種に配慮し、社会福祉士の業務範囲から保健・医療分野を外したことで、当時、総合病院や精神医療分野に無資格で勤務していたソーシャルワーカーが反発する事態を招いている。そして、そこからさらに総合病院を中心に勤務しているソーシャルワーカーの職能団体である医療ソーシャルワーカー協会と、精神医療領域に勤務するソーシャルワーカーの職能団体である精神医学ソーシャル・ワーカー協会が、医療福祉士の創設に動くも、医療ソーシャルワーカー協会側が、ソーシャルワーカーの医療職化や医療領域に特化したソーシャルワーカー資格の創設に反対した結果、精神医学ソーシャル・ワーカー協会が単独資格創設に動き、1997年、精神保健福祉士が創設されるに至っている。

こうして、社会福祉士は高齢者福祉分野、精神保健福祉士は精神医療分野という特定の領域に特化した形で資格が創設され、そのなかでの業務がソーシャルワーク実践であるかのように位置づけられてきたのである。

医師だろうが看護師だろうが栄養士だろうが、どこに所属してもその名称に変わりはなく、それぞれの職種における共通の土台があったうえで、特定の領域を冠した、および専門性を高めた資格や名称が使われ、実践が行われている。一方、福祉分野の資格は普遍的な「福祉」や「ソーシャルワーク」における理論や理念という共通基盤の確立がなされないまま、特定領域での資格が創設され、その領域に存在する機関内での支援実践が業務化されている。そうなれば、おのずと実践者は領域範囲内で規定化・定型化された業務を行うこと、およびその業務における技術向上や知識獲得に注力を傾けることになる。そしてそれは、自身の存在や実践に対する無意識の肯定化につながり、ひいては支援対象者の現状や自身の実践に対する疑問・憤り・不満・不安に向き合えない事態に陥ってしまっている。

こうしてソーシャルワーカーは、「本来の福祉」の実現に自らの立ち位置や存在意義があることに目を閉ざし、ＩＦＳＷが定義する社会構造へのアプローチに口をつぐみ、横山が発した、障害者が人間として存在したいという切なる声に耳を塞ぐことになっていったのではないだろうか。

いま一度、植松の言葉を思い起こしたい。「障害者を養うのに、どれだけ莫大な人手とお金が奪われるか」。この莫大なお金と人手とは、筆者も含めたソーシャルワーカーに向けられたものでもある。ただし、この言葉には大いなる矛盾がある。実態として、先に述べたように障害者への経済的支援は限られており、生活は貧困状況にある。また、福祉分野の労働者の賃金は、全産業中でも年収で約130万円も低く、有効求人倍率も全産業と比べて約2・5倍も高く、慢性的な人手不足の状況である（厚生労働省「賃金構造基本統計調査」「一般職業紹介状況」「労働力調査」）。とすれば、ソーシャルワーカーはこの言葉から何を問うべきなのか。それは、障害者が人間として当たり前に地域社会に住み、暮らしていれば、その営みを維持する支援を利用することが当たり前にできる社会であれば、それを国が権利として政策面でも保障し、市民に身近に存在する人と認知されていれば、あの事件は起きなかったのではないだろうかと、ソーシャルワーカーが自身の実践に対して自問自答すべき言葉なのではないだろうか。

制度を作るのも変えるのも、それを活用するのも人だ

福祉分野の法律や制度を批判する言説の多くは、ソーシャルワーカー以外の社会学者や社会保障を専門とする研究者、ジャーナリスト、弁護士などさまざまな人々から聞かれる。それ自体は、大きな影響力をもち、ソーシャルワーカーが共に手を携えるべき存在である。だが、そうした方々にその法律や制度では解決されない生活のしづらさや困難を抱える人や、そのことを認識しづらい、および声に出すことができない人の想い、不安、状況のリアルをくみ取ることができるのだろうか。また、そうしたことをいったんクリアできた生活を共有し、その継続性を持ち続けること、そのなかで新たに発生する生活課題に対応することが可能であろうか。

筆者はソーシャルワーカーこそが、それを可能足らしめる存在だと考えている。1つの事例として、筆者の運営する法人のグループホームと就労継続支援B型事業所を利用しているAさんを紹介する（Aさんからは、事例として紹介する同意を得ている）。

Aさん（50代）。診断名は発達障害と睡眠障害。

父親の方針で、小学校を卒業と同時に父親の仕事を手伝わされる。その後、父親の死去に伴い職を転々とするも、数年前に生活保護利用に至る。自宅以外に居場所がなく、人とのかかわりも限定的であった。そうしたなか、生活上の金銭管理がうまくいかず、生活苦から数度の窃盗事件を起こし服役。出所後の居場所としてグループホームと就労支援B型事業所の利用に至る。

現在、服薬の管理や金銭のやりくりをソーシャルワーカーと一緒に話し合いながら（生活苦に陥らない程度にお金の使い方の工夫を助言）、Aさん自身が行っている。そうしたなかでも、薬の飲み過ぎやお金の紛失などの事態が起きている。

Aさんの出所時の所持金は、わずか数万円。家も居場所も、つながりのある人もなく、生き直しの機会を得ることが難しい状況であった。いまは現行の障害福祉サービス事業や生活保護制度によって、安心できる生活と居場所を得ることはできたが、それでも生活上の課題が時に顕在化し、継続的な支援が必要である。そして、その生活や居場所は、人として当たり前に暮らせるだけのベーシックニーズの充足や保障には程遠く、毎日がぎりぎりの生活である。

ソーシャルワーカーは、個々の支援対象者の状況に応じた距離感で、その人の生活にかかわり、その時々に発生する生活課題に対応しながら、生活破綻や症状の不安定化を回避しつつ、支援対象者の置かれた生活状況やかかわりから、一番ケ瀬のいう、個人の日常生活要求が実現される制度・政策を希求することのできる存在である。そして、日常生活要求を満たす制度や政策が実現されたとしても、それを活用する人々に効果的かつ、タイムリーに提供し、生活の保障や安定につなげることは、日々の生活にかかわるソーシャルワーカーだからこそ成し得る。こうした支援実践がどの地域でも展開し得る状況を創出していくこと、創出を求めていくアクションを行っていくことこそ、ソーシャルワークであり、「本来の福祉」の実現につながるのである。

ソーシャルワーカー資格統合の必要性―福祉の夜明けを希求する

「福祉」を実現するために現場に出てから今のいままで、支援対象者の生活はよくなるどころか、悪化の一途だと感じている。近年、生活保護基準は、どんどん切り下げられ、市民の実質賃金も減少の一途であり、障害の有無にかかわらず市民の生活は逼迫するばかりである。その状況にあって、いまだソーシャルワーカーは本来あるべき姿を取り戻せず分断を続け、「本来の福祉」の実現に背を向けたままである。そして、上野千鶴子のいう、ケアのブリコラージュ(少ない人数・限られた情報・低い賃金・見直されない組織体制でよいケアをしようとすること)という言葉で表されるように、現行制度内において、低待遇であるにもかかわらず、業務改善や向上を繰り返すことで、制度そのものを無意識に肯定化し、「本来の福祉」が実現されない社会の構造的問題を、現場の問題に矮小化してしまっている。

国の示す選別主義的な福祉サービス体系や、「福祉」の対象を社会的弱者に限定化して政策化していることを、普遍的な生活におけるベーシックサービスを保障する制度・政策に変えることは容易ではない。しかし、そうであるならば、ソーシャルワーカー自身が自らの分断を超え、普遍的な「福祉」の実現のためのソーシャルワークのあり方を提示すべきである。そのためには、分断の象徴となっている国家資格を統合し、その統合の果てにみる本来のソーシャルワーク実践が展開可能な未来予想図をもって、社会的弱者も含めた市民に「本来の福祉」の実現された社会像を訴えていくことが求められる。加えて、その訴えをソーシャルワーカーが個人単位で行うには限界があるため、その結集が必要となる。

福祉資格の統合とそれに伴うソーシャルワークの普遍化は、職能団体の統一化を促し、一定の社会的影響力を保持することになると考える。その影響力をもって、支援を必要とする社会的弱者や生活困窮者に限らない市民全体を対象とした「本来の福祉」を実現することに寄与することが可能になる。同時にそのことは、市民や社会にソーシャルワーカーの存在意義や必要性を訴えることにつながり、福祉分野の労働におけるジェンダー問題の解決や労働環境改善、ひいてはそうした問題を含めた社会構造全体の変化をも促すと信じて疑わない。

Ⅱ　社会福祉のアップデートを目指して

―ソーシャルワークのオルタナティブ論

NPO法人ほっとプラス代表理事　藤田　孝典

はじめに

筆者は学生時代から約17年、生活困窮者へのソーシャルワークに携わってきた。主には路上で生活をしなければならない人々、住居を追われて居場所を失って途方に暮れる人々とかかわらせてもらい、共に歩んできたソーシャルワーク人生である。

大学、大学院でも社会福祉学を専攻してきたので、はじめからソーシャルワークにどっぷりと浸かってきている。人々の喜怒哀楽に接して暮らしのさまざまな場面を見させてもらった。

このソーシャルワークという意義ある活動を、社会福祉の専門家として、面白く、魅力があり、多くの人々の力や希望になるような存在にしていきたいと思っている。

社会福祉も時代の変化とともに短期間で大きな変化があった。福祉対象、かかわる領域の多様化である。

筆者が社会福祉にかかわり始めた当時の社会福祉は、高齢者、障害者、身寄りのない児童などには法律も適用されて支援がなされていたが、生活困窮者や稼働年齢層の人々に対する支援は皆無といえる状態だった。刑余者なども刑事司法領域とは深い交流は少なく、それぞれが対象を分断する時代だった。

もちろん、ソーシャルワークの対象としては、すべての人々が必要に応じてケアやサービスを受けることが望ましいが、明らかなニーズを抱える人々にすら、さまざまな理由をつけて十分な手が差し伸べられているとはいえなかった。

社会福祉制度についても同様だ。

例えば、生活保護制度は無差別平等の原理を掲げているが、実際に福祉事務所に行ってみれば、「仕事を探して見つからなかったら来てください」「親族は本当に頼れないのですか」など、制度を積極的に適用するのではなく、排除する傾向を有してきた。

とくに、稼働年齢層の貧困にはきわめて厳しい対応がなされてきた。2000年代には社会福祉制度から排除される人々が大量に存在し、ホームレス問題、ネットカフェ問題が顕在化する。社会福祉が対象を排除したとき、ソーシャルワーカーが動かなかった場合に、社会は悲鳴を上げることを目の当たりにしてきた。

日本は福祉国家だと評する論者もいて「日本型福祉国家」などと表現されたりもするが、これほど誰でも困る社会が福祉国家のはずがないし、そのように呼べる代物でもない。もともと日本の社会福祉は、企業福祉、家族福祉に頼り切ってきており、そのような福祉の周縁に置かれた人々に対しては対策が不十分だった。いまだにそうである。

夫が日本型雇用の正社員で終身雇用、福利厚生に守られ、妻は専業主婦あるいは非正規雇用で働けば、家事や育児はそれなりに可能だという稀有な時代も終わりを迎えた。

誤解を恐れずに言えば、これからは個々人が十分な労働能力を有しており、なおかつ家族に経済的・精神的にも支えられていなければ、誰でも生活困窮する社会となった。しかし、社会福祉は旧態依然の状態である。ソーシャルワーカーとしては、せめてまともな福祉国家くらい後世に引き渡していきたいと思う。

働いているにもかかわらずワーキングプアで自身の生計もままならない。家族にも余裕がないので頼ることができずにネットカフェで暮らす若者。精神疾患があり働くことに困難があるので、老親の実家にいなければならない中年層。どこを見ても日本中、生活困窮者、福祉対象者の巣窟である。これが福祉専門職には見えているだろうか。

高度経済成長はもはや期待できず、労働分配率も低下がみられ、社会保障の原資が限られているなか、人々が痛み苦しんでいる状態に対して、われわれ福祉専門職は何ができるだろうか。あるいは何をしなければならないだろうか。

貧困の問題は、社会構造が生み出すものであり、社会構造を変革することがないかぎり、問題解決には至らないだろう。ではどのようにその社会に働きかけていくのか。この問いに本稿では向き合っていきたい。これは福祉専門職の役割なのだろうか、と疑問に思うかもしれないが、そのような時代や社会の変化がわれわれ福祉専門職に求めていることを自認する必要がある。

福祉専門職は当事者と一緒に貧困と闘え

生活困窮者支援の現場にいると、貧困問題を抱えてきた当事者をアセスメントする機会が多くある。貧困に置かれている人々は、多岐にわたる問題を抱え、なおかつ社会的にも排除されているため、必要なサービスや資源に結びつきにくい。苦しい状態から抜け出すための情報や関係性に乏しく、さまざまな資源にアクセスすることが難しい。例えば、各種社会福祉制度も本人による申請を前提としているため、窓口で理路整然と権利行使の理由などを説明できなければ、支援には行きつかない。

知的障害があること、精神障害があること、自信を失っていることなど、さまざまな事情があり、本人が権利行使することができない状態に置かれていても、社会福祉制度はあくまで「待ち続けるだけ」であり、冷酷である。近年はアウトリーチによる福祉対象者への接近がみられる事例もあるが、いまだに限定的である。

筆者がソーシャルワークを始めた契機は、新宿の路上生活者支援にボランティアで定期的なフィールドワークに参加させてもらったことだ。そこは衝撃的な世界だった。アルコール依存症、薬物依存症、知的障害、精神障害、あらゆる病気や障害を抱えた稼働年齢層の人々が社会福祉の枠外に置かれて、わずかな民間ボランティアの支援で日々の暮らしをやりくりしていた。生存権すらも否定される世界が目の前に広がっていた。

これらの人々に対して、支援者ですらも「働く意欲が低い人たちだから」「社会福祉を適用すると甘えて働かなくなるから」などと、もっともらしい理由をつけて、所得保障の制度に結びつけずに、貧困や生存権侵害を温存することがあった。あるいは支援者が当事者と生活保護制度を求めて福祉事務所に行っても、窓口の公務員が「生活保護は受けられない」と言ってきた場合に「仕方がないこと」と引き下がる場面にも遭遇してきた。

当事者の権利行使を支え、アドボカシー（代弁機能）を発揮することが必要な場面で支援者が諦めれば、その時点で生存権侵害が容認されてしまうことになる。その結果として、なかには路上死や凍死、餓死という場面にも出会うのが路上生活者支援だった。

自分自身の無力さを痛感するとともに、ソーシャルワーカーの力が不足すれば、人々が困窮から抜け出せずに命を失うことを意味するのだと教わった。まさに権利擁護やアドボカシーは現場では当事者の生死を分ける重要な機能なのである。

福祉専門職は当事者側にあくまで立ち続け、その自由や生活を阻む者たちと闘うことが宿命づけられているが、懸命に働いているだろうか。筆者はこの原点を忘れずにいたいと思う。まずは苦しんでいる人々への飽くなき権利擁護から、ソーシャルワークの復権は始まるのである。

アドボカシーとは

ソーシャルワーカーのアドボカシーは、今後もますます重要な概念と実践になるだろう。貧困や格差が拡大し、現行の社会福祉制度では福祉対象とされない場合や排除される場合が増えていく。

ましてや、雇用環境や労働環境がそれを促進する傾向すらみられている。以前にはこれだけ働いている人々が労働市場に包摂されたまま、福祉対象化することはなかった。例えば、ワーキングプアなどはその典型例であり、働いても日々の暮らしが成り立たないといえる存在だ。シングルマザーなど伝統的に苦しい生活状況にはあったが、男性や若者、高齢者にもワーキングプア現象は広がりをみせている。

社会福祉制度はもともと制度の創設時に想定する福祉対象者がいるわけだが、社会の変化とともに、あるいは運用の過程で、その対象になれない人々が発生してくる。

そこで、生活問題の改善には制度変革を求めるなど、多方面からの同時並行での異議申し立てが必要不可欠だ。ソーシャルワーカーは当事者の代弁行為を行いつつ、その必要性を社会に働きかけていく。そもそも制度とは経年劣化するため、修正が必要なものであり、万能ではない。

しかし、それを生活が精いっぱいの福祉対象者が自身で制度の改変を求めるのは無理難題だろう。その意思をアドボケイトしていく作業が求められる。

アドボカシーとは「代弁者が本人のために、本人に代わって意見を述べること」(B・メレディス、杉岡直人)としている。

よく誤解があるのだが、これは近年はやっているロビイングとして、政策提言をしてあげる、政治に働きかけてあげる、というものではない。当事者と一緒に議論し、政策をまとめ、行動して働きかけていくということだ。代理人や代行主義という形態で、当事者の代わりにやってあげる、当事者抜きにやる、というものではないことを注意したい。代行主義に陥れば、ソーシャルワーカーは当事者と切り離され、一気に説得力や活動の源泉、理由を失っていく。

代行主義ばかりの社会起業と社会福祉

過去にも政治や政策に関与してきたソーシャルワーカーや社会活動家は、この代行主義に陥りやすい。自分自身が問題を理解しきっているという慢心も代行主義を加速させていく。

また、近年流行している社会起業、ソーシャルビジネスの一部は、事業者が事業を起こすことによって、「社会を変えることができる」として、当事者にサービスを提供する。サービス対象者を作り出して、社会を変えていくことに寄与していく手法だが、福祉対象者は、そのような顧客としてサービスを受動的に提供されるだけの存在ではない。

福祉対象者はその性質上、社会の歪みや不都合を体現しているのであり、共に社会変革をしていく主体にならなければ権利擁護していることにはならない。

「やってあげること」「してあげること」は、権利擁護ではなく、代行主義であり、本質的なエンパワメントや問題解決にたどり着かない。当事者の権利擁護を通じて社会を変えていく運動を展開すること抜きに社会は変わらない。ソーシャルワーカーは、この運動を共に伴走する立場でかかわることが必要だろう。

哲学者サルトルのパートナーでもあったシモーヌ・ド・ボーヴォワールは、支配する側にある人々が行うことは「抑圧されている人の心情を変えることであって、抑圧されている人たちの状況を変えようとしているわけではない」という有名な表現を残している。これは現在の支配層にも抑圧側にもなり得る社会起業家、ソーシャルワーカーなどへの警告として輝き続けている。

例えば、病児保育を事業として行い、育児を助けようという団体がある。病児保育を行うことを否定するつもりはない。しかし、なぜ労働者は会社を休んで育児に専念できないのか。長時間労働や男女の雇用機会、性別役割分業はどうしなければならないのか。会社を休んでしまうと解雇を突きつけられる構造、状況を変える必要性は感じないだろうか。

前述のボーヴォワールがいう「心情を変えて状況を変えない」のであれば、社会変革に寄与しないばかりか、状況は悪化を続けてしまう事態にもなるだろう。

ホームレス問題も同じである。食事提供や医療の提供も現場では重要だが、ホームレスから脱却すること、生活保護を要求することで、状況を変えることができる。本質的にその事業や活動が状況を変えることに寄与しているのか、冷静に分析していかなければならない。

アドボカシー活動と権利擁護

社会福祉では、一人ひとりのクライアントのアドボカシーを「ケースアドボカシー」と呼ぶ。ソーシャルワーカーが行う個別支援の主要な役割である。何らかの権利侵害や生活課題を有している者に対し、ケースアドボカシーを通じて、福祉制度の柔軟運用を求めたり、交渉によって支援を導入する。ここまでは実践可能なソーシャルワーカーが多く存在する。

しかし、問題はそれ以降だ。そのケースアドボカシーを積み重ねるなかで、生活課題やニーズの共通項が導き出される。同じような悩みや事情を有している人々がいる。この共通項を有する人々、すなわち類似する状況にある人々、同じ構造によって不利益を受けている人々への権利擁護が「コーズアドボカシー」である。組織や企業、集団、地域社会のなかで権利擁護を有する集団として現れてくる。

例えば、精神科病院に長期入院を強いられている人々の存在がある。本当に地域社会で彼らは生活することが困難なのだろうか。困難さを除去していく手法は検討されているだろうか。

ソーシャルワーカーは、この権利擁護をしていくなかで、社会をより住みやすい環境にしていく仕事である。繰り返すが、民営化が進む社会福祉分野ではあるが、ソーシャルワーカーまで、社会問題を温存し、福祉対象者を顧客にして利用するようなことがあってはならない。

ホームレス支援で出会ったおじさんたちに社会構造を教わる

ソーシャルワーカーにとって、権利擁護だけでなく、社会構造を理解し、なぜその現象が起こっているのか、を分析することも重要である。

生活困窮者へのアセスメントでは、当事者がいろいろなことを教えてくれる。その人々を取り巻く社会環境のアセスメントである。世間一般的には「自己責任」として一方的に審判をされて放置されてきた人々の背景にある構造問題をみることになる。

ソーシャルワークとは、一般的に生活に何らかの困り事を抱える人々の相談対応やその方法と考えている人が多い。実際に社会福祉士などの大学の専門職養成カリキュラムでは、相談支援における援助技術論（ミクロ実践）を中心に学ぶ。

具体的には、人とどのようにコミュニケーションをとるか、どのように面接を展開していくのか、ニーズの把握方法はどうするべきか。これらのさまざまな対人援助スキルを身につける内容となっている。ミクロレベルの相談を丁寧に受けることからしかソーシャルワークは始まらない。

しかし、その援助技術を活かして、個人の相談がいかにして生まれるのかを把握することが重要である。社会福祉制度の不備、社会の価値観は何か、を探りながら、マクロレベルや社会システムに働きかける必要も求められる。

社会生活を営むうえで、生活課題は個人的な要因のみでは発生しない。社会的な要因、すなわち社会システムの何らかの不備や欠陥が個人に不適応を発生させるからだ。

例えば、多重債務を抱えている当事者に出会う。もちろん、返せないほど借りる本人の問題もあるだろう。しかし、それだけの金額を貸し付け、返せなくなるほどに借金を膨らませる事業者の責任はどうなるのだろうか。

過去には、多重債務の被害者たち、弁護士たちが利息制限法などの法改正を求めて運動を展開し、大きな成果を得ることになったが、当然、法制度やシステムのなかから当事者が生まれてくることが理解できる。

ホームレス状態にある人々も同じである。なぜ家がない状態になったのか、といえば、家賃滞納などが発生した際に、適切な社会保障がバックアップしなかったからではないだろうか。

本人の責任を問う前に、行政や社会の側ができることをしなければならないだろう。

ソーシャルワーカーは、それらの社会の「いま」を当事者から教わり、一緒に生活を改善しながら、社会の不備を改良していく役割を負う。

だからこそ、筆者も所属して活動しているNPO法人ほっとプラスは、単に生活困窮者支援をする場ではない。権利要求する主体形成の場であり、生活保護申請ができない状態でとどめ置かれている人、制度利用を妨げられている人、権利要求ができない状態にさせられている人などをエンパワメントしていく場所である。

エンパワメント・権利擁護の意味─パウロ・フレイレを参考にして

ソーシャルワークでは、対象者をエンパワメントしていくことが重要だと語られる。エンパワメントは、成年後見制度や判断能力が低下している人々への代弁行為だけを指すのではない。

社会環境が当事者にとって阻害状態を生み出しているのであれば、その現状に対抗する力や知識、情報や仲間を提供し、よりよく生きるために当事者の力を高めていくこと、制度・政策を変えていく変革主体の形成へ進む必要がある。

このエンパワメント概念で参考になるのは、やはり教育者パウロ・フレイレだろう。パウロ・フレイレは、ブラジル北東部の貧しい農村で農夫や子どもたちに「問題解決型教育」を施して、社会参加、政治参加できるように識字教育も行い、エンパワメントに尽力した。

それまでは現実を変えることなど考えもしなかった人々が、彼の教育や福祉実践から力を得ていく。彼らが市民社会について語り合い、政治や政策に何を求めるか行動できる力を得ていく過程はまさに、主体形成といえるだろう。

ただし、ソーシャルワーカーは、相談に来られる多くの人々が社会構造上、抑圧されている人々であることには、そもそも気づいているだろうか。まずは抑圧者側にソーシャルワーカーがいることを認識するところから、当事者のエンパワメントは始まる。

そのうえで、パウロ・フレイレは「本当の意味での変革というのは、人間を非人間的にし、モノとして扱うようなこういう現実を変えていくことである」と述べている。福祉対象者の多くが非人間的な扱いを受けていたら、そこから解放していく役割や責任はソーシャルワーカーの側にある。

そして「変革は、この（抑圧する者と抑圧される者という）現実をつくり上げ、そこで生きてきた人々によって行われるのではなく、その現実の下で虐げられてきた人たちが、明晰なリーダーの下に行われるものである」とも述べる。

ソーシャルワーカーは、福祉対象者の苦しみや権利侵害を受け止め、彼らを抑圧から解放するために福祉実践を牽引できるだろうか。パウロ・フレイレの問題提起は、いまだに重たいものを突きつけているように思う。

ソーシャルアクションを志向するソーシャルワークへ

では、ソーシャルワーカーはどのようにして抑圧されている福祉対象者を解放していくのだろうか。これはいまだにソーシャルワーク実践領域でも試行錯誤が続けられ、理論的にも十分に検証がされていないものである。やや踏み込んで、筆者の実践経験から試論を展開してみたい。

まず、ソーシャルアクションと呼ばれる実践方法がある。ソーシャルアクションとは、「人権と社会正義をよりどころにし、社会的排除・抑圧の問題を解決するために、社会的弱者・地域住民・個人・集団のニーズに応えて、当事者・家族・市民・コミュニティなどと連帯し、一般市民の意識を喚起しながら、社会福祉関係者や多種多様な専門職をも組織化し、国や地方自治体など行政や議会などに働きかけて、法律・制度・サービスの改善や拡充や創設を求めたり、新たな取り組みを展開したりする、ソーシャルワークの価値と倫理を根本とした活動実践や運動あるいは援助技術である」（根津　敦　２０１４：２１２）という。

社会福祉士養成やソーシャルワーク養成では、ソーシャルアクションを言葉では習うが、実践方法や試行方法について踏み込まない。むしろ、踏み込む実践をソーシャルワーカー自身が行っていないので、教えられないというのが本音だろう。

残念ながら、この定義に基づく実践をしている福祉関係者は皆無に等しい。そもそも本稿もその問題点から出発している。

これまでみてきたように、社会構造を意識してみることと、社会福祉制度を批判的にみることを前提として、初めて社会変革の必要性を実感することになる。個別の相談を受けるなかで感じている違和感や限界は、ソーシャルアクションの不足や不在に原因があるといってもいいだろう。

実は、ソーシャルアクションの方法は多様である。例えば、SNS（ソーシャル・ネットワーキング・サービス）の活用によって福祉実践の現場の不都合や理不尽さを多くの人々と共有することができる。Twitterではフォロワー数が多ければ、その分だけ情報を届ける範囲や対象が広がる。Facebookでも友達が多ければ、意見や情報を共有し、意思疎通ができるツールとなる。

言論活動を展開してきた旧来の知識人は、出版や新聞、雑誌に依拠して、連載をしたり、配信をしてきたわけだが、そのような媒体に頼ることなく、社会問題の告発や意見表明が可能な時代となった。

筆者が最近配信した情報の1つに、コンビニエンスストアの24時間営業をなくすために、Twitterなどで意見表明を行い、労働組合も連帯して企業を動かした事例がある。大手コンビニエンスストアでは、24時間営業の見直しを意見表明の1カ月後に行う事態になった。

あるいは、インターネット署名による影響も無視できない。一例として、Change.orgというサイトがある。誰でもここではインターネット署名が集められ、その情報を、場合によっては当該関係者に手渡しすることができる。この気楽さがあり、社会問題を解決したい人々がネット空間で署名や支持を集める状況が生まれている。

署名はその支持数も重要であるが、一方でその社会問題が存在することを可視化するという意味でも重要である。問題があることにならなければ解決には向かわないし、そのための取り組みも起こってこないからである。

筆者は、このChange.orgも活用して、社会福祉士国家資格以外に、新しい国家資格を創設しようという政策動向を牽制する意味でネット署名を集めた。多くの賛同を得るためにも、あるいは小さな声を大きくしていくためにも活用可能なツール、媒体である。

ほかにも既存のマスメディアを活用して、意見表明をしていくこと、当事者の声を発信していくことは、社会を変えるうえで重要だ。テレビや新聞で取り上げられて問題解決に向けた一歩が踏み出されることがある。いずれにしても、ソーシャルワーカーは社会に語りかける情報媒体を有するべきである。

そして、福祉実践、当事者の声を言語化する力、発言力、プレゼンテーション能力、筆力も有しておきたい。もちろん、前述の情報媒体を活用する前提であっても、主張を伝えていく力がなければ、ソーシャルアクションは方法論として行使できない。

筆者は2015年に高齢者の貧困問題を『下流老人』（朝日新聞出版）という言説戦略を用いながら、社会化して問題提起を行った。友人であるNPO法人POSSEの今野晴貴も、『ブラック企業』（文藝春秋）を言説化して世の中に問題提起した。

これらの言説戦略は、問題がないとされていたものを白日の下にさらし、政府へ対応を促す大きな力として作用する。高齢者の貧困もブラック企業もないほうがいいに決まっているからだ。一般世論や当事者が一緒になって政府を動かす力が生まれてくる。

ソーシャルワークのアソシエーション論

ソーシャルワーカーの発言力を高めるためには、ソーシャルアクションを行いながら、同時に福祉専門職の社会的地位を引き上げていく必要がある。ソーシャルワーカーなどの福祉専門職や専門職能団体の地位は、あり得ないほどに低い。

例えば、政府が主要な政策、決定事項を議論する際に、招聘する有識者会議があることをご存じだろうか。

2019年の平成から令和に日本の元号が改元される際に招聘されたメンバーを思い返したい。それは、国民が納得しやすいような名門大学の教授、法律家、経団連、有名人などである。もちろんといっていいが、人々の暮らしを底支えしているにもかかわらず、福祉専門職は、一人も入っていない。何かの社会的に重要な決定がなされるときには、福祉専門職ですら蚊帳の外なのである。

この無力な状態で抑圧されている人々の解放などできるだろうか。まずはその存在を明らかにするために、ソーシャルワーカーが自身の社会的必要性を伝えていかなければならない。

以前は、看護師も賃金や社会的地位が低く、苦しい職場環境に置かれていた。看護師の歴史は、患者と共に歩んだ闘争の歴史そのものである。看護師がまともに働けなければ、病院の患者も十分に看ることができないという主張は，多くの国民の胸に届いた。

看護師の組織化された要求運動、アソシエーション運動によって、彼女らの社会的地位や労働環境は改善の方向へ作用していくこととなる。専門職が集まって団結し、権利要求を繰り返してはじめて、社会的地位が確立していく。

日本ではソーシャルワーカーといっても、社会福祉士、精神保健福祉士、介護福祉士など多様な資格が入り乱れて統一すらされていない。大きく一つにまとまって行動が起こせれば、業界による賃金協約や働き方の改善に動き出すはずである。今後も分断することなく、要求行動をしていけるように、ソーシャルワーカーの統一戦線を模索していきたい。

そうしなければ、社会福祉士、精神保健福祉士は食うためだけにやっているのか、何のために資格を取得したのか、自分たちの保身のために当事者を利用しているのか、転倒した現象が今後もみられることになるだろう。

パウロ・フレイレが言うとおり、われわれは当事者を抑圧したいのではない。抑圧から解放することを仕事とするために集まっているのである。ここは忘れてはならない。

しかし現実には、資格取得さえすれば、低賃金であれ、自分たちの身分保障がされてしまう環境にある。もともと国家資格制度は、労働者の身分保障の性格を有するものだし、抑圧する側に回るためのツールでもあるが、ソーシャルワーカー資格はそのジレンマに苦しまなければならないことを宿命づけられている。ジレンマに苦しむソーシャルワーカーの存在は、人間を非人間的に扱い続ける資本主義社会においては、救いであり、最後の砦ともいえる。

共助を推進する地域福祉からの転換を

また、ソーシャルワーカーは、社会福祉の民営化や地域福祉化とも対峙していく必要がある。近年の社会福祉の特徴は、NPO、自治会、社会福祉協議会、企業など、地域の支え合いによって、生活困窮を発見し、貧困から脱却する手伝いをしてもらうという側面が強い。例えば、子ども食堂の実践と拡大がある。本来は子どもの貧困に対峙して、親の所得保障や子育て支援をする役割を負っているのは自治体や行政である。

食事に事欠く子どもが日本にも存在しているが、国民が税や保険料を納めても、貧困層の子どもたちには配分がされていないことになる。むしろ、税や保険料を取られ、さらに貧困層の子どもたちを助けるために労働力を無償で提供させられるのが、子ども食堂の構造的な問題だ。

NHKの報道（2018年4月3日）によれば、低所得や生活課題がある世帯の子どもたちなどに、食事提供を行う子ども食堂が全国に2200カ所もある。第一義的に子どもの貧困に対応する政府の役割は後退し、予算が乏しいボランティアがそれを代替する貧弱な取り組みに頼らざるを得ない。

社会福祉もともとの起源は、地域の篤志家やボランティアが自発的に始めた取り組みである。それが制度化し、システム化していった歴史的経緯はある。ただし、それらは社会問題としての構造を理解したうえでの意識的な要求行動も同時になされていた。先駆的な社会事業が単なる政府の下請け機関、劣化した生存権保障と化してはならない。

子どもの貧困は、社会保障や社会福祉制度の不足でしか発生原因の説明がつかない事態ともいえる。いわゆる「公助」領域の不足である。この充実なくして、貧困や格差、生活困窮の問題は改善しない。しかし、相変わらず「共助」で何とかなるのではないか、公的責任を縮小していきたい、という思惑が垣間見える。

これ以上、「公助」が縮小してしまったら、社会福祉や社会保障が身を潜める。そうなると、貧困や格差によって、さらにさまざまな社会問題が加速する。そして、早期発見・

早期介入が不足することによる将来的な予算の増大が見込まれる。

このように、転倒した社会福祉の現状は、生活保護受給世帯への支援など国が行うべき給付、いわゆる「公助」を削減し、地域の絆や支え合いなどを活用した「共助」にシフトしてきていることに特徴がある。地域住民の支え合いと聞いて、否定することが難しいくらい「いいことだ」と直感で思ってしまう。近年の政府方針は、予算不足を言い訳にして、この「いいこと」を巧みに利用して「公助」削減に取り組んでいる。

例えば、2015年より施行された生活困窮者自立支援法は、その典型的な政策である。生活保護予算である「公助」を縮小し、その予算を地域の支援者、共助の担い手に配分して「共助」を強く求めていく傾向がある。予算の当事者への直接支給ではなく、支援者への間接支給である。

福祉専門職は「官僚制」からの脱却を―デヴィッド・グレーバーを参考にして

なぜこれほどまでに社会福祉は創造性を剝奪され、当事者と一緒に歩めなくさせられてきたのだろうか。

パウロ・フレイレのエンパワメント志向が足りないこと、ソーシャルアクション志向がないことを述べてきた。最後の指摘は「官僚制」に支配されてしまっていることだ。

イギリスにデヴィッド・グレーバーという人がいる。福祉関係者には聞きなれない名前だろう。デヴィッド・グレーバーは、ロンドン・スクール・オブ・エコノミクス（ＬＳＥ）の社会人類学教授である。

彼は人々がマニュアルなど、思考しなくても判断できるシステムに依存して、重要な仕事を放棄していると警鐘を鳴らしている。決められたことを粛々と、官僚のように考えることなく遂行することである。とくに福祉業界でいえば、ケアマネジメントのようなＡＩやＩＣＴに入力すれば、人々のニーズを満たすと思われるメニューが出てくる作業など、誰にでもできるものを〝Bullshit jobs〟と呼んでいる。直訳すれば「クソどうでもいい仕事」だ。

ＡＩ化が進んでいけば、福祉専門職の大半も支給やサービス提供判断はコンピュータが行ってくれるかもしれない。ＡＩのプログラミングのバグを解消する専門性は必要でも、福祉の専門性など不要な時代なのである。

福祉専門職の矜持とは何だろうか。面倒くさくても人々と直接触れ合い続けて、その変わりゆくニーズを把握し、時間を置きながらモニタリングして、サービス提供方法を検討していくことではないだろうか。もはやそれすらも〝Bullshit jobs〟になり果て、なおかつソーシャルアクションなども志向しなければ、真っ先に不要論を突きつけられるだろう。

改めて、次世代のソーシャルワーカーには、①エンパワメント志向を有すること、②ソーシャルアクション志向があること、③「官僚制」に支配されないこと、が生き残る道筋だと提示しておきたい。

現在はデヴィッド・グレーバーが指摘するように、ソーシャルワーカーの大多数が福祉システムのなかに巣食う官僚そのものである。社会福祉は私たちが食うための官僚機構であり、ユートピアとして機能するだけでよいのだろうか。だからこそ現在の社会福祉は存在意義を見失っていると繰り返し強調している。

過去には、理論的にリード・WJ、エプスタイン・Lによる課題中心アプローチにおける計画的短期処遇、プラグマティズムを志向するケアマネジメントの原型が提示された。そして、2000年以降のケアマネジメントの席巻による悪影響は計り知れない。完全にソーシャルワーカーはケアマネジメントで「官僚化」させられてしまった。

これらにより、権利擁護は曲解され、AIやICTの助言による個別支援計画による実践のみが、ソーシャルワーカーの主要な役割と化してきた。それを政府はケアマネジメント、地域福祉、地域包括ケアシステムなどという言説を用いながら、巧みに不足する福祉予算で抑圧し、人々を統制する道具として活用し続けている。

ソーシャルワーカーは、根源的に現状を見直す時期に来ている。昔からミクロレベルの個別支援は得意で、なおかつ「共助」を持ち出されると、政府の思惑とは裏腹に、福祉関係者への期待だと勘違いして、喜んでしまうことすらある。前述の子ども食堂の実践に限らない。この疑いなく行う福祉実践がきわめて危険だ。

「公助」を求めることなく、容易に「共助」政策に賛意を示してしまうとどうなるだろうか。結果として、公的責任は縮小する。国が社会福祉に責任をもたなくなる。憲法第13条や第25条で、社会福祉の原理が高らかに宣言されているにもかかわらず、である。

だから、長期的には生活困窮者やクライエントを苦しめ、抑圧することに加担してしまうことが予想される。このような「福祉関係者の困惑」は、社会福祉の原理・原則を切り売りして、社会福祉の存在を貶め続けている。

まとめ

日本ではソーシャルワークが根づいていない。とくに社会変革を志向するソーシャルワーク、ラディカルソーシャルワークは皆無と言ってもいい。完成された社会ではなく、未完全な社会なのだから、当事者と制度要求や権利要求を繰り返さなければならない。ソーシャルワークに限らず、社会全体を見渡してみても、真に必要な社会福祉や社会のあり方を求めた、意識的な社会改良なり、社会変革に向けた社会活動、労働運動が決定的に不足している。

社会保障研究者の故・小川政亮は「権利としての社会保障」の確立を求めた。公共が行うべき役割をあくまで明確化し、国民がサービスを受ける権利を確立することが何よりも重要である、と説いている。

そのための方法として、抑圧されている当事者による連帯や団結を強調し、それを媒介する第一線の医療・福祉関係者の奮起に期待を寄せていた。

いまの社会では権利として、社会保障や健康で文化的な暮らしが国民の手の中にあるといえるだろうか。

当事者の生活実態を把握しているのは、ソーシャルワーカーである。その現場に接し、アソシエーション（組織化）し、社会に働きかける繰り返しの実践、拡大・再生産が重要である。

筆者らはＮＰＯ活動を通じて、既存の福祉制度の限界を感じ、その枠組みではニーズを充足できない人々の権利擁護に取り組みながら、運動体を形成してきた。当事者と声を上げながら人々をアソシエイトし、社会資源の創造を行い、シェルターやグループホーム事業を展開し、結果として法律の成立や条例制定を促してきた。

そのなかに前述した生活困窮者自立支援法がある。本法は貧困が拡大し、生活困窮者が増加しているので、その対応をする目的で成立した。筆者も政策成立過程に関与してきたし、ソーシャルワーカーが求めてきた政策である側面は否定しない。

しかし立法を経ても、生活困窮者が減ったり、必要なサービスが提供されて、ニーズを抱える人々の所得が上がったり、本質的な課題が解決しているわけでもない。立法がなされたとしても、社会運動の要求のレベルでしか、制度や政策は私たちに応えてくれない。

生活困窮者を減らす意志が強い市民が多い社会であれば、立法を行えば、その重要性や意義を知る政府が必死に運用に取り組むだろう。私たちの社会はそのような次元にはないのである。この社会において、政治や政策を動かしたとしても限界があることは付記しておきたい。政治や政策が動きやすいように、市民社会に社会福祉の必要性や意義を引き続き語り続けていかなければならない。

介護保険法や子どもの貧困対策法、生活保護法、労働基準法も同じである。制度や政策を創設、改変すれば人々の暮らしは向上するわけではなく、むしろ為政者に社会福祉を提供しているという「口実」を与えるようなものだ。

これらの制度や政策を変えれば人々が救われる、というようなものではないことに注意し、制度主義（制度を変えれば人々が救われると盲信する主張）の魔力や引力に引き寄せられないで、地に足の着いた実践を志向しなければならない。

制度主義に対抗する力を得るには、当事者のリーダーとしてソーシャルワーカーが個別支援を通じた組織化、アソシエーション、運動体の形成を促せるか否かにかかっている。

誰のためにソーシャルワークを行うのか、誰のために福祉があるのか、もう一度、社会事業家である先人たちの原点に学び、「温故知新」をするときに来ているのだろう。

このままでは社会福祉やソーシャルワークの魅力を誰も語れず、志望者は減少し、必要性や存在意義が見失われていくだろう。それは生活困窮者や苦しみに満ちた市民を創出することになりかねない。ソーシャルワーカーは社会に責任をもって改良に踏み込むべきだ。

Ⅲ　ソーシャルワーカーの課題―育成（教育）から

関西学院大学人間福祉学部社会福祉学科教授　石川　久展

はじめに

本章では、社会福祉士養成課程の教育カリキュラムをもつ大学において、学生を育成・教育している大学教員としての立場から、ソーシャルワーカーの課題を論じてみたい。

日本の場合、「社会福祉士及び介護福祉士法」の制定により、ソーシャルワーカーの国家資格として社会福祉士が制度化され、養成カリキュラムが編成されている。このため現実的には、「社会福祉士教育」イコール「ソーシャルワーク教育」ということができる。厳密にいえば、両者はまったく同じものとはいえないが、実際の教育のあり方は、両者をイコールでつなげている状況がある。この点を踏まえ、本章では、社会福祉士養成（教育）の視点から、ソーシャルワーカー養成の課題について検討することとする。

「社会福祉士及び介護福祉士法」制定前後の教育の違い

日本におけるソーシャルワーク教育は、何といっても、１９８７年に制定された「社会福祉士及び介護福祉士法」（以下、本章では「社会福祉士法」と略す）によるソーシャルワーカーの国家資格化を分岐点として、その前後で大きく変わったということができる。

筆者は、１９８７年３月に関西学院大学社会学部の福祉コースを卒業し、同年４月に同大学院修士課程に入学、１９８９年３月に同課程を修了した。修士課程入学後すぐに「社会福祉士法」が制定され、翌１９８８年４月に施行されたので、筆者自身が大学在学時には社会福祉士養成カリキュラムはまだなく、大学院在学中にスタートしたということで、社会福祉士養成前後の違いというものを、学生の立場なりに肌で感じることができた。

社会福祉士養成カリキュラムが存在しなかった「社会福祉士法」制定前においては、福祉系大学の数が現在ほど多くなく、ソーシャルワーカー養成は、良くも悪くも大学の独自裁量によるところが大きかった。それゆえに、ソーシャルワーク関係のカリキュラムも大学によって異なっており、それぞれの大学教育に特徴があった。京極高宣（1992）は、「社会福祉士法」制定前の日本のソーシャルワーク教育の特徴をあげているが、興味深いのはそこに「宗教」と「アメリカ帰り」が含まれている点であろう。

筆者が卒業した関西学院大学（以下、関学）は、ミッションスクールであり、アメリカで学位を取得した教員が多かったことから、まさにその典型ということができる。当時から関学は、「ミクロの関学」として一般的に知られており、ケースワークや個別支援に重点を置いた教育が中心であった。したがって講義科目は、ケースワークの技法に関連する科目がいくつかある一方で、福祉制度・政策に関する科目はせいぜい1つか2つ程度と非常に限られていた。

また、関学では実習教育を非常に重んじていることも特徴の1つであった。実習は大学4年次にあり、筆者の場合、福祉事務所でお世話になったのだが、4年生の5月から翌年2月までの約10カ月間、週1回のペースであった。日数にすると合計で約40日、時間に換算すると約320時間であった。現在の社会福祉士養成における実習時間は180時間であるので、その1・8倍近くの実習を行っていたことになる。

このように、のちに社会福祉士制度がスタートするまでの関学におけるソーシャルワーカー養成教育は、非常に特色のあるものだったことがわかる。簡単にいえば、制度・政策面では確かに弱い面もあったが、その一方では、医療や精神保健の分野においては、現場でそれぞれの分野をリードする優秀なソーシャルワーカーを輩出してきたという強みもあり、それが「ミクロの関学」の特徴となっていた。

ところが社会福祉士制度が導入されたことによって、この「関学らしさ」は薄まってしまう。社会福祉士養成カリキュラムは、指定科目が16科目（試験科目は13科目）となり、それらは実質的には必修科目という位置づけになったからである。実習時間も180時間で統一されてしまい、しかも、ほとんどの大学で3年次に行くものということとなった。

こうして社会福祉士制度が発足したことにより、カリキュラムという面では、全国どこの大学でもほぼ統一的な教育ができるようになり、標準化が進んだという意味では、それはそれでメリットもあったのだが、それぞれの大学の個性がなくなるという結果をもたらした。また、実際には高齢者や障害者などの領域ごとの制度・政策に関する知識伝授が中心となり、かつ、試験問題を意識したものになった。こうした社会福祉士制度の課題等については、山手茂（1997）、秋山智久（1987・1996）、小野哲郎（1987）など、多くの論文で取り上げられており、それらの文献を参照されたい。

なお、2007年になって「社会福祉士法」が改正され、指定科目が16科目から19科目へと増えている。

福祉現場における実践とソーシャルワーク教育との乖離

次に、資格制度からいったん離れ、ソーシャルワーク教育に目を向けてみたい。冒頭でも述べたが、社会福祉士教育とソーシャルワーク教育は必ずしも一致しているものではない点に再度留意したい。

さて、そこにおける問題点のもっとも大きなものとして、これは昔から福祉現場で指摘されていたことではあるのだが、大学等で行われるソーシャルワーク教育が、いわゆる「現場」と乖離していることである。これは、しばしば大学の教育は、「机上の空論だ」「実践と乖離している」「役に立たない」などと、福祉職員によってソーシャルワーク教育が揶揄されていることにつながる。このあたりは、ソーシャルワーク教育に携わる立場としては正直、耳が痛いところである。

それでは、なぜこのようなことになってしまったのか？　そこで、筆者なりにその背景を社会福祉士の国家資格化の前後に分けて検討してみたい。まず、「社会福祉士法」制定前のソーシャルワーク教育であるが、前述したように、その時代のソーシャルワーク実践教育の代表的な研究者・教育者は、アメリカでソーシャルワークを学び、帰国した者が多く、それらの人々がケースワーク、グループワークなどについてのテキストを執筆し、大学等で学生に対してソーシャルワークを教授してきたという特徴があった。しかも、アメリカのソーシャルワーク教育というものは、大学院修士課程レベルとして位置づけられているのが主流であり、日本のような学部中心のソーシャルワーク教育とは、そもそも教育のレベルが基本的には異なっているのである。

先述したように、「社会福祉士法」制定前の日本のソーシャルワーク教育は、アメリカのソーシャルワーク教育をベースとしていた部分が大きく、「アメリカ型」だと断言してもあながち間違いではないだろう。ところが一方で、日本における福祉現場をみてみると、確かに病院、児童相談所、福祉事務所などの相談機関においては、そのような「アメリカ型」のソーシャルワーク教育をそのまま実践できる場面はあった。しかし、日本で福祉職員の数が圧倒的に多い高齢者施設、障害者施設、児童施設、生活保護施設などの入所系施設においては、相談よりも衣食住や利用者介助を中心とした生活支援が主な業務となるために、ソーシャルワークを実践する余地があまりなかったのである。もちろん家族相談などまったくなかったわけではないが、少なくともアメリカでイメージされるようなソーシャルワークの現場にはほど遠い内容だったことは否定できない。

教育場面（アメリカ型）と実践場面（日本型）におけるこのような差が、そのまま教育と実践の乖離につながっていると考えるのは当然であろう。ちなみに、筆者が学生時代に用意されていた実習先は、病院、児童相談所、福祉事務所などの相談機関が中心であり、高齢者施設や障害者施設、児童施設での実習を選択する学生はそれほど多くはなかった（実際に、福祉施設で実習を行った友人から実習の話を聞くと、生活支援が中心で、ケースワークを実践する場はほとんどないということであった）。当時はまさしく「アメリカ型」の実習教育が実践されていたのである。言い換えれば、「社会福祉士法」制定前には、日本の福祉現場に見合ったソーシャルワーク教育がなされてこなかったことが、そもそもの根源であるといえよう。

それでは、「社会福祉士法」制定後のソーシャルワーク教育では、この乖離や矛盾が解消されたのだろうか。１９８７年の「社会福祉士法」の制定により大学等によってまちまちであったカリキュラムは確かに整備されることとなった。13の指定科目が配置され、それらの座学系科目の多くは、高齢者福祉、児童福祉、障害者福祉などの分野・領域別の科目であり、しかも教育内容は、法制度やサービスを中心とした座学・暗記系であった。ソーシャルワークなどの実践系の科目は、当時は「社会福祉援助技術論」とされ、実際には、ケースワーク、グループワーク、コミュニティオーガニゼーションなどの科目名として配置されていることもあった。また当初は、60時間の演習時間、１８０時間の実習時間が課せられることとなった。このように、全国共通のカリキュラムはある程度整備され、実習や演習時間が設けられても、教育内容はそれほど大きく変わったわけでもないので、「社会福祉士法」制定以前からあった教育と実践の乖離や矛盾を解消・縮小することには至らなかった。

なお、２００７年の「社会福祉士法」改正においては、座学系科目が19科目となり、実習時間は変わらなかったが、それまでの「社会福祉相談援助演習」は「相談援助演習」となり、演習時間は60時間から１２０時間、さらに１５０時間へと増えた。この改正により教育と実践の溝が少しでも埋まればと期待したが、現実にはそうではなかったようである。

国家試験問題作成においては、出題者には出題根拠を明示することが求められるようになり、また、社会福祉振興・試験センターにより出題基準が出されたことから、各科目の授業内容は、国家試験対策とも相まって、法制度・政策などを学習する傾向がより強くなった。このことは、ソーシャルワーク教育の視点からすると、座学系科目の授業が制度・政策中心の学習になってしまい、ソーシャルワーク実践系科目との整合性や連続性がとれなくなるという問題につながることとなった。

余談ではあるが、筆者は、社会福祉士国家資格を取得するために、１９９３年から2年間、通信教育の課程に入り、第7回（１９９５年度）の国家試験を受けることになった。受験勉強をしていると、当時でも試験科目の中心である座学系科目では、制度・政策、サービスに関する問題が中心であり、ある意味、つまらないものであることを実感するとともに、これらの勉強がソーシャルワーク実践につながるとは正直、思いにくいものであった。

2000年代に入って顕著化した社会福祉士養成教育の課題

1987年に制定された「社会福祉士法」は、しばらくは、大きな改正もないまま経過したが、2000年代に入ると、資格制度開始以降の社会福祉士養成カリキュラムについて、関係団体や研究者から次々に課題が指摘されるようになってきた。例えば、筆者自身が委員会のメンバーであった、日本社会福祉士養成校協会(現・日本ソーシャルワーク教育学校連盟)研修委員会の報告書において、演習教育については、養成校の急増により、教育レベルの質を担保しないままに演習教員が増員され、演習クラスも増やされて、演習内容、教授法、クラス人数などのばらつきが拡大したと考えられるなどの報告がなされている。

木下大生（２００７）は、「２００３年から２００６年にかけて関係諸団体が矢継ぎ早に社会福祉士制度に関する問題提起や提言を行っている」と指摘しており、それらの問題提起や提言で共通していることとして、①社会福祉士養成課程の内容の見直し、②より実践力の高い社会福祉士を養成すること、および、③社会福祉士の職域拡大や任用・活用の機会の拡大、の３つをあげている。

２００６年の社会保障審議会福祉部会においては、「社会福祉士制度の課題」について、①社会的認知度が低い、②高い実践力を有する社会福祉士が養成されていない、③資格取得後のＯＪＴの仕組みのほか、能力開発やキャリアアップを支援するための研修体系等の整備が進んでいない、の３つが指摘され、さらに、「社会福祉士の養成における課題」については、教育カリキュラムが社会福祉士を取り巻く状況の変化を反映していない、求められる技能を修得できるような実習内容になっていない、教育内容等にばらつきがみられる、などの指摘がなされている。

以上のように、２０００年代に入り、それまでの実習や演習教育、座学系科目などの社会福祉士養成カリキュラムのあり方の見直しの必要性が叫ばれるようになった。とくに、実践力の高い社会福祉士を目指した養成カリキュラムが求められるようになり、また同時に、社会福祉士の社会的認知度の向上や、職域拡大、任用・活用の機会の拡大といった課題も指摘されている。

2007年の社会福祉士養成課程の教育カリキュラム改正のメリットとデメリット

2000年代に入ってから、社会福祉士養成課程の見直しがされるようになり、結果として、2007年11月に「社会福祉士及び介護福祉士法等の一部を改正する法律」が可決された。その後、2009年4月からは、同改正法に基づく新しい教育カリキュラムが施行された。新カリキュラムでは、いわゆる座学系科目が従来の13科目から19科目へと大幅に増加し、実践系科目は、「社会福祉援助技術演習」「社会福祉現場実習」「社会福祉援助技術現場実習指導」から、「相談援助演習」「相談援助実習」「相談援助実習指導」へと科目名が変更された。実習時間の変更はなかったが、相談援助演習の時間が120時間から150時間となり、また、実習・演習の1クラスの学生数は20名までとされ、演習・実習担当教員の要件が設けらた。２００７年の改正は、社会福祉士制度創設後20年の歴史のなかでもっとも大きな改正であり、各大学・養成校は、新カリキュラムに対応すべくカリキュラムの変更と教員の確保を行い、また、シラバス、演習時間と演習科目の配置を変更し、実習指導者講習を受けた実習先の指導者を確保するなどの対応をすることとなった。

２００７年の法改正から10年以上が経過しているが、それでは法改正によるメリット・デメリットは何であったのだろうか。

メリットとしては、まず、実習・演習教育に関して、それぞれの科目の位置づけが明確にされ、教員の要件が設けられ、実習指導体制が確立されたことにより、養成する大学や養成校による差がなくなり、統一化・均一化されたことがあげられる。次に、座学科目に「就労支援サービス」「権利擁護と成年後見制度」「更生保護制度」などが追加されたが、これらは複雑・多様化する社会のニーズに対応した科目であり、それなりに意義はあった。３つ目としては、地域福祉の位置づけがいっそう重視されるようになり、演習科目のなかに、ネットワーキングなどのメゾレベルの実践が強調されるようになったことがある。

次に、デメリットとしては、まず、演習時間が30時間増え、座学系科目が13科目から19科目と大幅に増えたことにより、カリキュラム全体に影響が及び、余裕のないカリキュラム配置となってしまったことがある。その結果、国家資格を取得するかどうか迷っている学生にとっては、カリキュラムの選択の幅が狭くなり、大学に入学してすぐの早い時期にその決断を下さなければならないことになった。2つ目は、カリキュラム改正によって演習時間が増え、科目が増加したことに対応するための教員の増員、実習の巡回・帰校日による実習負担増など、大学に大きな負担がかかることになったことである。3つ目は、1・2年の通信教育が中心の養成校のカリキュラムにおいては、演習授業のみがスクーリング科目となり、ほかの科目は基本的にレポート授業になったため、教育内容が希薄化したことがある。4つ目に、「地域を基盤としたソーシャルワーク」の下、メゾレベルの地域福祉の視点が重視されるようになった反面、マクロレベルの視点がほとんどみられなくなったことがある。5つ目には、ソーシャルワーク教育のベースとなる価値・倫理教育が新カリキュラムのシラバスのなかに位置づけられなかったことから、大学や養成校によっては、価値・倫理教育を行っているものの、それらの重要な内容がゴソッと抜けてしまった感がある。最後に、実習先においては講習を受けた実習指導者を配置することが求められるようになったが、これにより実習指導者を配置していない実習先では実習ができなくなり、現実的に実習先が限られるようになってしまったことがある。また、ホームレス支援、NPO支援、地域共生の活動などは、実習先から外されており、実習指導者がいないことも課題である。

新カリキュラムが施行され10年以上経った現在、社会福祉士養成カリキュラムは、確かによくなった面はあるが、教育サイドからすると、デメリットのほうが強く感じられるという意見は少なくない。

「ソーシャルワーク専門職のグローバル定義」がソーシャルワーク教育に及ぼす影響

2014年7月、メルボルンにおける国際ソーシャルワーカー連盟(IFSW)総会および国際ソーシャルワーク学校連盟(IASSW)の総会において、「ソーシャルワーク専門職のグローバル定義」(以下、「グローバル定義」)が採択された。社会福祉専門職団体協議会と日本社会福祉教育学校連盟の協働による日本語訳は、次のとおりである。「ソーシャルワークは、社会変革と社会開発、社会的結束、および人々のエンパワメントと解放を促進する、実践に基づいた専門職であり学問である。社会正義、人権、集団的責任、および多様性尊重の諸原理は、ソーシャルワークの中核をなす。ソーシャルワークの理論、社会科学、人文学、および地域・民族固有の知を基盤として、ソーシャルワークは、生活課題に取り組みウェルビーイングを高めるよう、人々やさまざまな構造に働きかける。この定義は、各国および世界の各地域で展開してもよい」

この「グローバル定義」の特徴について、社会福祉専門職団体協議会（社専協）国際委員会は、「IFSW（国際ソーシャルワーカー連盟）の『ソーシャルワークのグローバル定義』—新しい定義案を考える10のポイント」において、①ソーシャルワークの多様性と統一性、②「先進国」以外の国からの声の反映、③集団的責任の原理、④マクロレベル（政治）の重視、⑤当事者の力、⑥「ソーシャルワーク専門職」の定義、⑦ソーシャルワークは「学問」でもある、⑧知識ベースの幅広さと当事者関与、⑨（自然）環境、「持続可能な発展」、⑩社会的結束・安定、の10のポイントをあげている。なかでも、「脱欧米」とも評される「先進国」以外の国からの声の反映、マクロレベル（政治）の重視、社会的結束・安定などは、２０００年のソーシャルワークの定義にはみられなかったものであり、注目に値するものである。また、もっとも重要なキーワードとしては、社会正義、人権、集団的責任、および多様性尊重があり、これらの諸原理をソーシャルワークの中核と位置づけている。ソーシャルワークの価値・倫理ともいえるこれらの諸原理は、国の政治や政策、人々の意識などの変革である社会変革といったマクロレベルでの実践を行ううえでは不可欠なものであり、これらを強調しているところは非常に興味深い。

近年、この「グローバル定義」の影響を受けたためか、本書の共著者である藤田孝典氏を含め、ソーシャルワーカーのなかでも社会変革の必要性を標榜するソーシャルワーカーが増えてきており、彼らはソーシャルアクションの実践を強調している。まさしくマクロレベルでの実践が重視され始めていることになる。

それでは、現在の社会福祉士養成教育において、「グローバル定義」の内容が反映されているかとなると、演習教育のなかでメゾ・マクロレベルの教育をしている大学・養成校は増えてはいるが、不十分と言わざるを得ない。とくに、２００７年のカリキュラム改正でメゾレベルでの実践がある程度組み込まれたが、わが国では教科書的なものがほとんどないこともあり、マクロレベルでの実践については非常に限られている。また前述したように、ソーシャルワークの価値・倫理教育は、カリキュラムの一部の科目に反映されてはいるものの、これもまた十分とはいえない。現在、法改正を伴わない社会福祉士養成カリキュラムのマイナー改正が検討されているが、その内容をみると、「グローバル定義」の内容がほとんど反映されていないのが現状である。

以上のように、「グローバル定義」が採択されて5年目を迎えるが、社会福祉士養成という日本のソーシャルワーク教育に及ぼす影響はそれほど大きくはなく、今後のカリキュラム改正に期待したい。

地域共生社会の実現と社会福祉士制度の見直し

近年、「我が事・丸ごと」の地域共生社会の実現が強調されるなか、ソーシャルワーク機能の重要性が注目されるようになり、そのようなソーシャルワーク機能をもつ社会福祉士の必要性が求められつつある。

例えば厚生労働省は、２０１４年の福祉人材確保対策検討会で「様々な福祉ニーズに対応するために必要なソーシャルワーク技術を持つ社会福祉士の能力は重要な社会資源である」と報告している。また、２０１５年9月に同省が公表した「新たな時代に対応した福祉の提供ビジョン」では、社会福祉士について「新しい地域包括支援体制におけるコーディネート人材としての活用を含め、そのあり方や機能を明確化する」としている。さらに、２０１６年10月に同省に設置された福祉人材確保専門委員会においては、「包括的な相談支援体制」と「住民主体の地域課題解決体制」の構築が必要であるとし、それを推進するために、社会福祉士がソーシャルワーク機能を発揮することが求められているという意見が公表されている（横山豊治 ２０１８）。

２０１７年2月の第9回福祉人材確保専門委員会では、公益社団法人日本社会福祉士会が「地域共生社会の実現に求められるソーシャルワーク」（空閑浩人 ２０１５）において、ソーシャルワークの機能として、①クライエントの問題解決能力や環境への対処能力を強化するための機能、②クライエントと必要な社会資源との関係構築・調整のための機能、③機関や施設の効果的な運営や相互の連携を促進するための機能、④制度や施策の改善・発展、または社会全体の変革を促すための機能を報告した。

また、同委員会において、一般社団法人日本社会福祉士養成校協会（現・日本ソーシャルワーク教育学校連盟）は、「ソーシャルワーク機能の強化に向けた教育のめざすべき方向」において、以下の5つの提言を行っている。①定期的に地域を基盤としたソーシャルワークの知識・技術を学び直すことができる研修基盤を体系的に構築すること、②職員が事業所の業務として定期的に研修に参加できるよう、就労先の組織承認・経費による研修参加の仕組みの構築、③養成校、専門職、事業者の3者が一体となって教育を行う実習教育については大幅に充実させることや養成教育総時間数の拡充、④実習の受け入れを行う事業所等の社会的評価が高まる仕組みの検討、⑤社会福祉士の定義について、ソーシャルワークを業とする専門職である旨を明確にするための法定義の見直し、の5つである。そして、国の役割として、「『我が事・丸ごと』を実現するためには、制度横断的な知識を有し、アセスメントの力、支援計画の策定・評価、関係者の連携・調整、資源開発までできるような、包括的な相談支援を担える人材育成に取り組むべきである」としている。

このように、地域共生社会の実現に際して、厚生労働省や関係諸団体は、ソーシャルワーク機能が必要であるとし、そのためには現行の社会福祉士の研修制度の体系的構築、実習時間増を含めた実習制度の見直し、さらに、ソーシャルワークを業とする社会福祉士の定義の見直しが提言された。なお、ソーシャルワーク機能の重要性は、国においては厚生労働省だけが認識しているのではなく、総務省においても、2018年7月の「自治体戦略2040構想研究会」（第1次、第2次報告の概要）において、住民の生活上のニーズに民間の力も活用して対応するため、ソーシャルワーカーが組織的に仲介する機能が必要だと報告している。『福祉新聞』によると、総務省がソーシャルワーカーの活用に言及するのは異例としているが、現代社会におけるさまざまな課題を解決する1つの専門職として、ソーシャルワーカーがいっそう求められつつあることがわかる（福祉新聞、2018年7月7日付記事）。

このような流れを受けて、厚生労働省は2018年2月より、社会保障審議会福祉部会福祉人材確保専門委員会を開催し、社会福祉士と介護福祉士の養成カリキュラムの見直しなどを行うことを決定した。その見直しにあたっては、地域共生社会の実現に向けて「包括的な相談支援体制」や「住民主体の地域課題解決体制」の構築が重要であることを踏まえ、これらの体制を構築するために必要となるソーシャルワーク専門職として実践能力を習得できる内容にすべきであるとした。２０１９年４月現在、人材確保委員会の検討を踏まえて、カリキュラム見直しの最終段階に入っているが、本稿執筆の段階ではその詳細はまだわかっていない。

ソーシャルワーク教育におけるさまざまな課題

以上のような社会福祉士養成教育の歴史や直近の社会動向を踏まえ、改めて社会福祉士あるいはソーシャルワーク教育の課題について整理してみたい。

第1に、現行の社会福祉士養成カリキュラムが実践現場で役立つものとなっているか、あるいは本書のテーマでもある利用者や人々のためになっているかと問われると、それは「かなり疑わしい」と答えざるを得ない。この背景には、急激に複雑化・多様化する社会に対して、養成カリキュラムの内容や方法がまったく追いついていないことがある。あくまでも個人的な見解ではあるが、現行のカリキュラム内容および国家試験で出題される内容は、その時代時代によって目まぐるしく変化する制度・政策、サービス内容などが中心となっており、ソーシャルワーカーの根底にあり、実践の原動力となる普遍的な専門職の価値・倫理教育が十分になされていないのが現状であり、この価値・倫理教育の不十分さは今後の大きな課題ということができよう。

第2に、利用者に対する個別支援の教育については、100年以上の長い歴史をもつケースワークという実践方法がすでにあり、個人支援教育の共通基盤が確立されているので、知識、技術、方法論はかなり浸透しているといえる。ただし、大学や養成校等の教育機関で学んだ内容や方法が現場の実践に活かされているかとなると、若干疑問が残る。というのも、鶴氏（Ⅰ章）と藤田氏（Ⅱ章）がそれぞれ指摘しているとおり、現実的には、個別支援の多くが、利用者に対して既存のサービスをそのまま提供するという、いわゆる「サービスデリバリー」的な支援が中心となっていて、利用者のニーズに応えた実践となっていない面があるからである。個別レベルでの支援においては、今後、理論や方法論を教えるサイドとそれを実践する現場サイドとの協働作業が今後の大きな課題であるといえよう。

第3に、2007年の社会福祉士養成カリキュラム改正時に「地域を基盤としたソーシャルワーク」の必要性が叫ばれ、また、2010年代に入ってからは、「地域共生社会」の実現が求められるようになり、地域社会、つまりメゾレベルにおいて自助、互助、共助、公助を実現する実践が強調されるようになってきた。社会福祉士養成カリキュラムにおいても演習教育のなかで、「アウトリーチ」「チームアプローチ」「ネットワーキング」「社会資源の活用・調整・開発」などが地域レベルでの実践事項として取り上げられている。そのこともあってか、この10年の間に、社会福祉士のなかには、地域レベルでの実践を試みる者が増えてきている。しかし、社会福祉士養成の視点からみると、地域レベルでの実践のベースとなる理論やそれに基づく方法論が十分確立されていないという課題がある。さらに、現行の実習カリキュラムにおいては、学生が実習を認められる実習先は、社会福祉施設や各種の社会福祉の相談機関などが中心であり、ホームレス支援やLGBT支援を行っているNPO法人やその関連団体、過疎地域、限界集落などは実習先には指定されておらず、学生が地域レベルの現場で実践経験ができる環境にないのが課題である。現状では、地域レベルでの実習経験ができるのは社会福祉協議会が中心となっている。このように、地域レベルでの理論や方法論の確立と、それらを実践に結びつける地域での実習環境の整備が、今後の大きな課題であろう。それがなければ、地域で活躍するソーシャルワーカーを育てることはできない。

最後に、これが今後のソーシャルワーク教育における最大の課題ということができるが、現在の社会福祉士養成カリキュラムにおいては、２０１４年に採択された「グローバル定義」にある、社会変革、社会開発、社会的結束の視点がまったく見当たらないことがあげられる。この視点がソーシャルワーカーに内在化されていないと、マクロレベルの実践である社会改革や社会開発にはなかなかつながらない。本章の最初のほうで述べたように、そもそもソーシャルワーク実践や教育は利用者に対する個別支援からスタートしているので、利用者を直接的に支援しない間接的な支援、具体的には、ソーシャルアクション、ソーシャルワークリサーチ、アドミニストレーションなどは、ソーシャルワーク教育のなかで重視されてこなかった面がある。それがゆえに、学生にもそれらの科目の重要性が伝わっていないところがある。例えば、制度・政策の必要性を訴えるソーシャルアクションを起こすには、データ等による裏づけが必要であるが、その際にはデータを読み込むためのリサーチの知識がある程度必要となってくる。また、どのようにして社会に働きかけていけばいいのか、ソーシャルアクションの具体的な方法論も必要となる。現状では、そのようなマクロレベルでの実践教育がまったく不十分であるために、学生たちがそれらの知識や技術を身につけ、社会福祉士として実践できる状況にはない。社会変革や社会開発に取り組むためにも、それらのマクロ教育の充実が課題であろう。

本章のおわりに

本章では、現在のソーシャルワーク教育、とくに社会福祉士養成教育の観点から、その課題について述べてきた。それでは、今後、社会福祉士養成教育はどうあればよいのだろうか？　何よりも、現行の社会福祉士養成カリキュラムを抜本的に見直す必要があるであろう。現在、社会福祉士の実習時間を延ばすことが議論されているが、単に実習時間を延ばせば、よいソーシャルワーカーを養成することができるかといえば、必ずしもそうとは限らない。実習時間だけではなく、現行の19科目の座学系科目を全体的に見直す必要があると思う。とくに、「地域共生社会」の実現が求められ、総務省の「自治体戦略２０４０構想研究会」において、住民の生活上のニーズに民間の力も活用して対応するため、ソーシャルワーカーが組織的に仲介する機能が必要だと報告されているが、そのような社会的な要請に応えるようなソーシャルワーカーの養成カリキュラムにすべきである。

Ⅳ　福祉にとっての財政問題―「共同の財布」はどこへ

埼玉大学大学院人文社会科学研究科准教授　高端　正幸

なぜ財政を語るのか

この章では、福祉の実践に携わるソーシャルワーカーの方々や、福祉の現場をめぐる問題に関心を寄せている一般の方々を念頭に置いて、「福祉にとっての財政問題」を平易に語っていく。

周知のとおり、もう数十年も前からずっと、社会保障・福祉の問題は、財政問題と化している。高齢化による社会保障経費の増大が財政赤字の主因としてあげつらわれ、財政が苦しいからという理由で社会保障の抑制が図られてきた。まるで社会保障と財政とは、互いの足を引っ張り合うものかのように扱われている。

今日、生活保護基準の切り下げ、福祉事務所・児童相談所等の絶対的な人員不足、公立病院の縮小・民営化、指定管理や委託を通じたコストカットや民間事業者への締め付けなど、深刻な問題をあげればきりがない。これらすべての背後に、「財源不足」という政府・自治体にとっての大きな心配事が横たわっている。もちろん、財政に余裕があれば必ず望ましい福祉が実現するというわけではない。しかし、財政問題が、本来あるべき福祉の姿から現実を程遠いものとし、福祉を利用する人々と、福祉を仕事とする人々の双方から、希望を奪っていることは否定しようがない。

とはいえ、「福祉にとっての財政問題」とは本当のところ何なのか。これがこの章のテーマである。いま述べたように「財政赤字のしわ寄せが福祉にきている」ことは事実であり、大問題である。ただし、それは結果にすぎないともいえる。私たちが問うべきは、むしろその原因、すなわち「なぜ財政赤字のしわ寄せが福祉にくるのか」ということではないか。

以下では、この「なぜ」を掘り下げていくことによって、財政が苦しいから福祉支出を切り詰めるのもやむを得ないなどとは口が裂けても言えないということを、読者にお伝えしたい。また、財政問題への理解を深めることが、とりわけ福祉を利用する方々や福祉を仕事とする方々にとっていかに重要であるかも、実感していただければと願う。

「必要」を満たす「共同の財布」

私たちは税金を政府に預け、政府は公共サービスを私たちに提供する。それが財政だ。財政の規模は、とくに19世紀末以降、着実に拡大していった。１９００年の時点で、欧米主要国の財政支出はＧＤＰの20％を超えることはなく、アメリカや日本に至っては５％にも満たなかった。しかし最近では、アメリカや日本でも40％、スウェーデンやフランスなどでは50％を超える水準に達している。

こうした財政、すなわち「共同の財布」の拡大は、資本主義と市場経済の浸透と歩調を合わせて進んだ。人間の生活がいっそうお金の有無に依存し、失業の恐怖が影を落とし、また人口移動と都市化などにより家族や近隣の相互扶助（助け合い）も弱まってくると、「共同の財布」が重みを増してきたのである。

それは、こういうことだ。人間にはさまざまな欲求が生じる。ここではシンプルに、それを「必要」と「欲望」に分けてつかまえよう。「必要」は、人間にとって、生存と人間的な生活のために必ず要るモノやコトを欲することであるのに対し、「欲望」は、「必要」を超えて何かモノやコトを欲することである。

さて、人間の生活が、所得と消費の両面でますます市場に依存し、生きるためにはお金がいるが、そのお金が十分に得られるとは限らないとなると、人はしばしば「必要」を満たすことができなくなる。それでも人には生存を維持し、あるいは人間的な生活を送る権利があまねく保障されるべきだ、と考えるならば、「必要」を満たすことを市場に委ねてはならないこととなる。

そこで、「必要」は、税という形で、皆でお金を出し合って、共同で満たし合うべきものとなる。他方で、「欲望」は市場に任せればよい。つまり、市場が「欲望」を満たし、財政という「共同の財布」は「必要」を満たすのである（図1）。そして、20世紀以降のますます市場化する社会において、生きていくために満たされるべき「必要」の大きな部分は、社会保障の諸制度によって対応されている。

ただし、何が共同で満たし合うべき「必要」とされるかは、国によりかなり異なる。19世紀末以降、各国共通に財政の規模が拡大してきたと先に述べたが、今日、社会保障支出

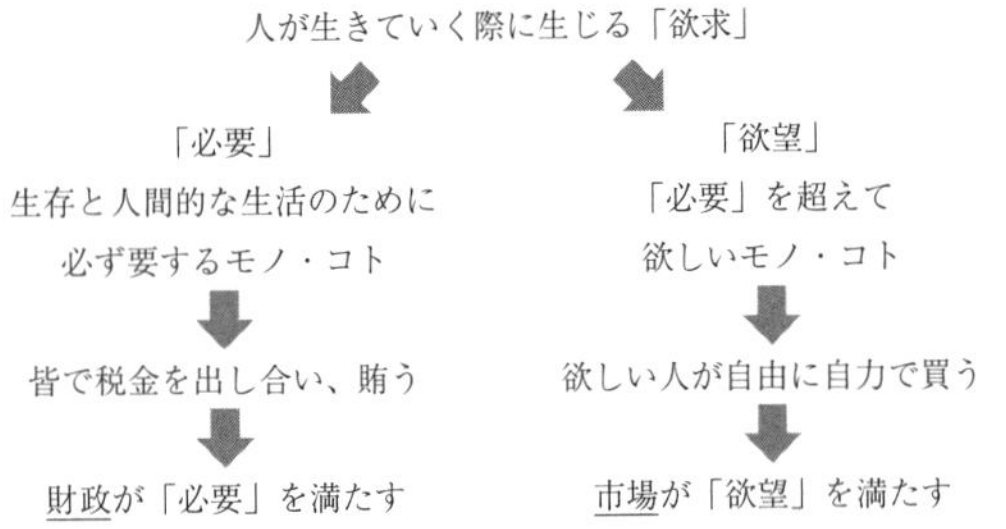
人が生きていく際に生じる「欲求」
「必要」
生存と人間的な生活のために
必ず要するモノ・コト
皆で税金を出し合い、賄う
財政が「必要」を満たす
「欲望」
「必要」を超えて
欲しいモノ・コト
欲しい人が自由に自力で買う
市場が「欲望」を満たす

［筆者作成］

図1　財政は「必要」を満たす

の規模や、その政策分野別（年金、介護、など）の内訳には、国により相当の違いがある。しかも、同じ大きさの支出でも、具体的な「必要」の満たし方に注目すべき違いもみられる。それらの違いを生んできたのは、過去の政策決定の積み重ねだ。その点、日本はどうなのだろうか。

根底にある「自己責任主義」

日本の社会保障支出が年金と医療に偏っていることは、ご存じのことだろう。そこに高齢者介護を加えてもよい。とくに今日憂うべきは、年金、介護、そして加齢により利用の増える医療への社会保障支出の偏りが、世代間対立をあおっていることだろう。

経済産業省の若手官僚が「不安な個人、立ちすくむ国家

〜モデル無き時代をどう前向きに生き抜くか〜」という報告書を2017年5月に公表して耳目を集めたが、そこには次のようなくだりがある。「高齢者は一律に弱者として手厚く保護する一方、『子育ては親の責任』、『現役世代は自己責任』と突き放し、意欲のある若者にも高齢者にも活躍の『場』を提供できていない日本」。これは、世間に広がる「若者の怒り」を代弁しているといってよい。

しかしこうした見方は、事の本質を見誤っている。**図2**で日本をみると、確かに年金と医療の支出が大きく、全体の8割近くを占めている。しかし、日本がどの国よりも高齢化していることを念頭に置けば、年金や医療、介護の支出が特段に大きいわけではない。しかも、高齢者の相対的貧困率はOECD36カ国中で8番目に高い19・6%だ。高齢者向けの支出は大きいが、それは高齢者が優遇されていることを意味しない。

つまり、高齢者を一律に弱者として手厚く保護しているわけではまったくない。むしろ、年金と介護の現状は、高齢者に自己責任を強く求めている。年金支出を膨らませているのは主に厚生年金・共済年金などの所得比例年金である。「現役のころに稼いだ分だけ、老後にたくさんもらえる」年金はそれなりに給付されるが、高齢者の基礎的な所得を

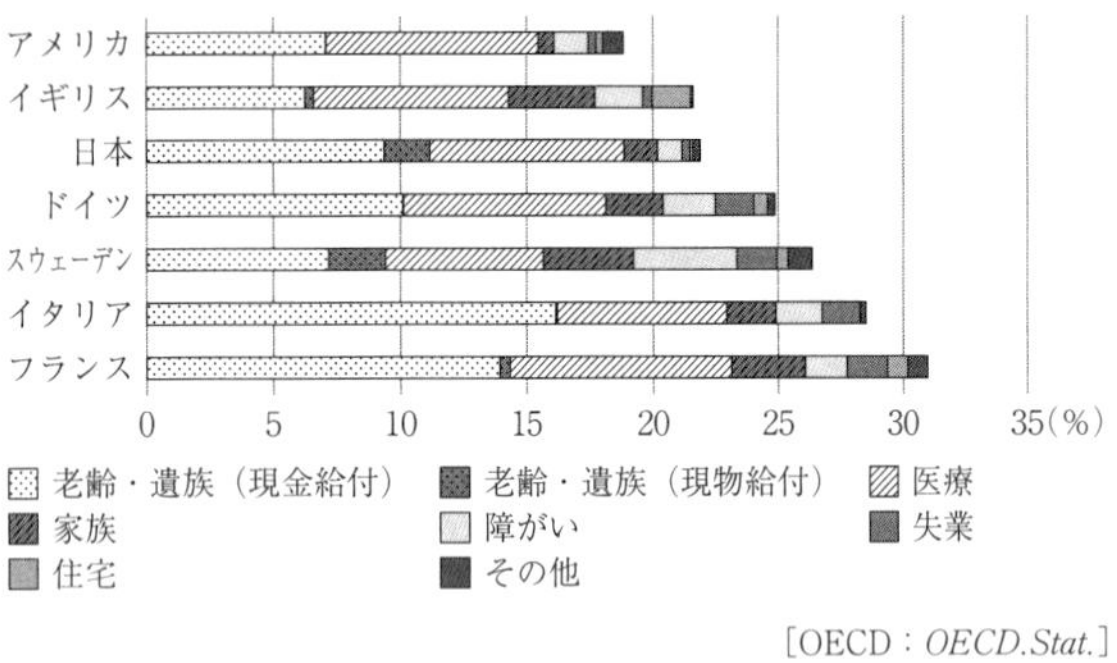

図２　公的社会支出の規模と構成（対 GDP 比、2015年）

保障するはずの国民年金は機能不全に陥っている。介護サービスも、１９９０年代までは優れて低所得者のみに対象を限定する選別的なものであった。介護保険制度が入った２０００年代以降は「介護の普遍化」がいわれたが、介護離職に象徴されるように、依然として家族による介護に強く頼る実態がある。結局のところ、高齢者は「自分で稼ぎ、家族で助け合って何とかする」という、生活に対する自己責任を強く要求されている。

同時に図２で際立つのは、「家族」「障がい」「失業」「住宅」などの支出の異常なまでの小ささだ。年齢にかかわらず対象となる、あるいは主に現役世代や子どもが対象となる給付が実に限られているのである。少子化対策が叫ばれて20年以上が過ぎたが、家族向け支出はこの図でアメリカの次に小さく、OECD諸国全体の平均も大きく下回っている。「障がい」は図中の諸国では最小で、「失業」「住宅」に至っては図上で確認できないほど小さい。つまり、「現役世代が冷遇されている」ことは間違いない。

要するに、この国では、世代によらず「自分で稼ぎ、家族の扶助に頼る」という意味での自己責任主義が貫かれている。財政という「共同の財布」を通じて満たされるべき、皆が生きていくための「必要」の領域が狭小なのである。そして、すでにお気づきかと思うが、とりわけ支出の小さい「家族」「障がい」「失業」などの領域、それこそが、日本で定義されている「社会福祉」が主にかかわる領域である。

自分で自分を追いつめる

なぜ、私たちが生きていくための「必要」は狭小なものになっているのか。

まず押さえておきたいのは、私たちの多くがそれでよいと考えている、ということだ。

図3は、高齢者・失業者の生活水準の維持、そして住居の提供を「政府の責任」と考える

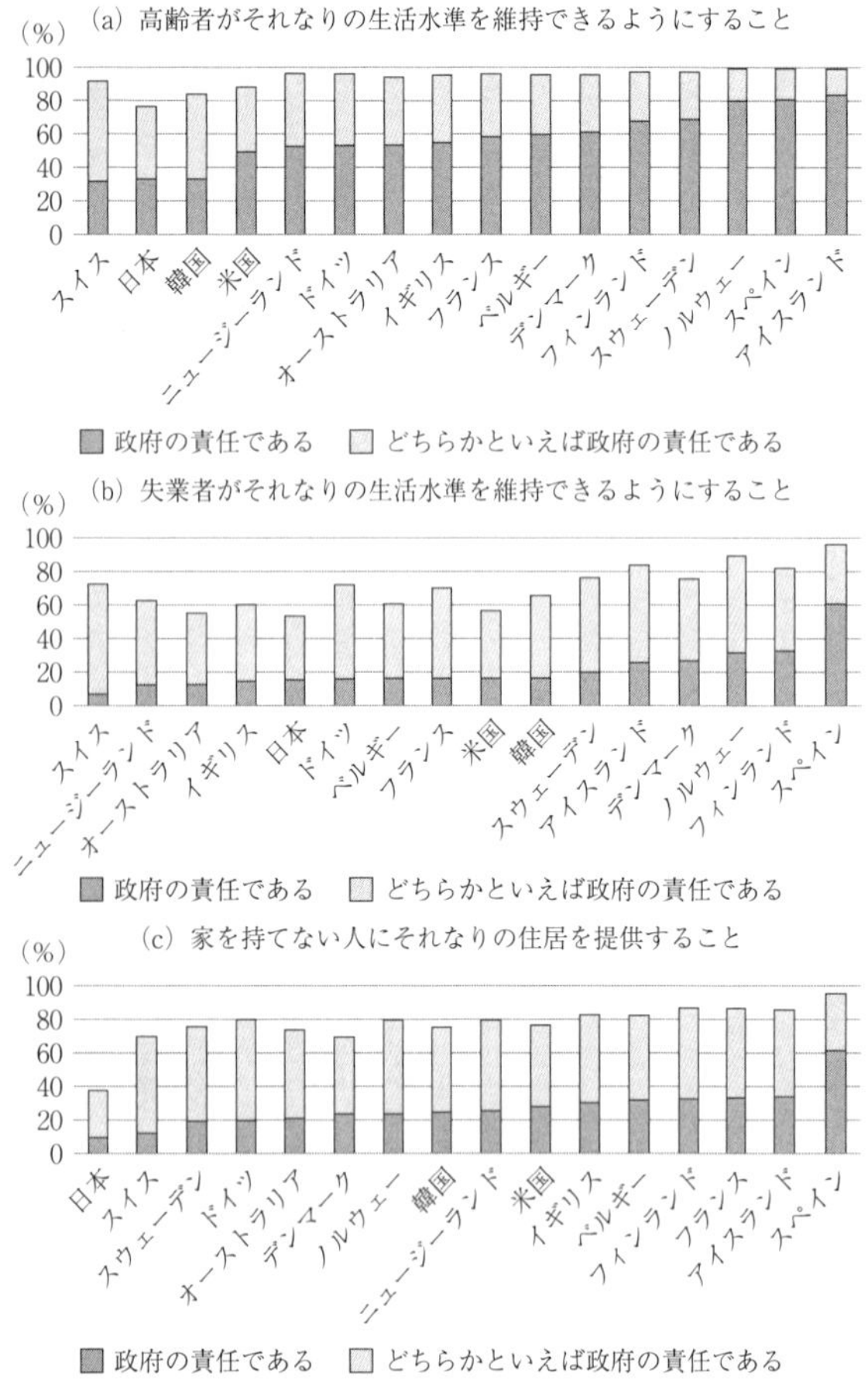

注）調査対象35カ国のうち、1人当たりGDPが世界で上位50位以内である16カ国を抽出した。

[International Social Survey Program : *ISSP 2016 – Role of Government V.*]

図3　政府の責任に関する意識（2016年または2017年）

か否かを尋ねた結果である。いずれも、日本で「政府の責任」と考える人は非常に少ない。私たちは、自己責任主義を内面化し、自らに、そして他者に、自己責任を要求しているのである。

この本を手に取る方の多くは、社会保障の現状に疑問を抱いていることだろう。市民のニーズに応えていない政府を批判する向きも多いのではないか。しかし、日本の社会全体をみれば、むしろ私たち自身が自己責任主義を肯定している。付け加えれば、「どちらかといえば」を含めて「政府の責任」と答えた割合は、高齢者の生活の維持が8割弱、失業者の生活の維持が5割強、住居の提供が4割弱であるが、これらはそれぞれ年金・介護、失業給付・就労支援、そして住まいの保障という各分野の政策の充実度と概ね比例している。要するに、財政が満たす「必要」の領域が狭いことは、むしろ「民意」に沿っているともいえるのである。

根づいた自己責任主義

しかも、この国の人々の自己責任意識の強さは、近年に限ったことではない。市場のロジックを信奉する新自由主義の台頭や、２０００年代前半の小泉純一郎政権の下での構造改革といった近年の趨勢が自己責任意識を助長した可能性はもちろん高い。しかし、むしろ日本の近代化以降の長い歴史のなかで、社会を枠づける政策・制度のあり方に影響されつつ、自己責任主義が私たちの内面に定着していった点が重要である。それは、人々の自己責任意識とそれを活用して統治を図る政治とが、互いにもつれ合っていくプロセスであった。

明治期以来の富国強兵路線は、結果として太平洋戦争期の物的・人的資源の徹底した総動員へと行き着くが、そこで近世以来の勤勉と倹約を美徳とする「通俗道徳」が引き継がれていった（井手英策 ２０１８）。さらに戦後の日本は、戦争による破壊からの経済復興という目標に邁進する。この一連の近代化プロセスを通じ、勤労の美化や自己責任の強調という傾向が日本社会に根づいた。

加えて、高度経済成長期に突入した1950年代半ばから雇用・所得が着実に改善し、60年代には「一億総中流」と呼ばれる国民意識が形成された結果、福祉の世話にならず「自分の稼ぎと家族の助け合いで生活を成り立たせる」ことを「当然」とする社会観が定着していった。並行して、「男が稼ぎ、女は家事・育児」という「男性稼ぎ主モデル」（大沢真理 2007）が標準的な家族像とされていく。生活給、年功賃金制の下、男性の稼ぎが家族全体の生活コストをカバーする半面で、女性は無償の家庭内ケアに従事する。これにより「自分の稼ぎと家族の助け合いで生活を成り立たせる」ことが期待されたわけである。

もちろん、戦後、日本国憲法が生存権など社会保障にかかわる根本規定を備え、福祉六法の制定や皆保険・皆年金体制の成立（1961年）など社会保障制度の発展もあった。しかし、日本の社会保障支出の規模はきわめて低位にとどまり、皆保険・皆年金の陰で、厳格な生活保護制度、低劣かつ低所得層に給付対象の限定される福祉サービスが定着する。そして、きわめて順調な経済成長の下で、多数派の市民が着実な生活水準の向上を実現し得たため、自己責任志向の社会意識を積極的に修正する流れも生じにくかった。

それでも、1960年代後半には各地に「革新自治体」が誕生し、高齢者医療の無償化をはじめとする取り組みを国に先んじて打ち出していった。しかし、こうした動きに対して国政における与党・自民党が危機感を強め、田中角栄政権が「福祉元年」を打ち出した1973年に、くしくもオイルショックを契機とする戦後最悪の不況が高度経済成長期に終止符を打った。こうして、本格的な福祉国家への発展経路が断たれることとなった。その後、伝統的家族観や企業福祉を称揚する「日本型福祉社会」論の登場、80年代の「増税なき財政再建」下の福祉支出の抑制、そして90年代以降の「財政危機」下の社会保障抑制路線へと変転する流れについては、ここで詳述するまでもなかろう。

自己責任主義と給付の3側面

ところで、自己責任主義の強さは、福祉給付のあり方全般に刻印される。そこがこの章の1つのポイントなので、ここで給付、すなわち「必要」の満たし方を3つの側面からと

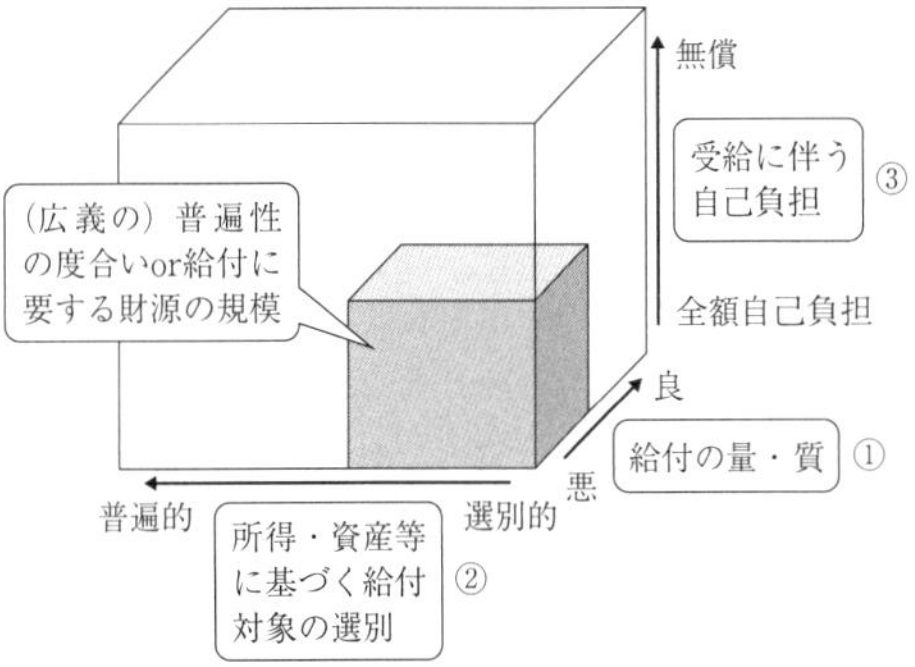

［WHO：World Health Report 2010, p12の図を参考に筆者作成］

図４　福祉給付の3つの側面

らえつつ、確かめておきたい（図４）。

①給付の量・質：年金、失業給付、児童手当など現金給付が所得保障として十分な水準であるか、あるいは介護、保育、障害者支援等の現物給付が量的・質的に受給者のニーズに即したものであるか。

②給付対象の選別：所得・資産等の基準により給付対象者（・世帯）を選別する度合い。所得・資産等の経済力要件を設けなければもっとも「普遍的」な給付となり、給付対象を低所得・低資産者に絞り込むほど「選別的」な給付となる。

③受給に伴う自己負担：現物給付において、給付

を受ける者に求められる金銭的負担の大きさ。ゼロつまり無償から全額負担まで、幅があり得る。

これら3側面と「必要」の満たし方のかかわりはこうなる。まず、①給付の量・質のいかんが、「必要」がどこまで満たされるかを左右することは、説明するまでもなかろう。また、③受給に伴う自己負担は、現物（サービス）給付を受ける際に、受給者にどれだけ対価を求めるかという問題で、自己負担が高いほどサービスを受給者に「買わせる」ことで自己責任を求める形となる。自己負担の軽減さらには無償化は、「必要」を満たすためのサービスを、自分の稼ぎで買うべきものから、税を出し合って皆で賄うものにすることを意味する。

②給付対象の選別については、少々説明を要するだろう。例えば児童手当を低所得層に限って選別的に給付するということは、「子育ての費用は親の稼ぎで賄うこと（自己責任）が当然であり、それが難しい世帯に限って児童手当で救済する」ことを意味する。所得制限を緩めていけば、自己責任の要求が弱まり、より幅広い世帯のニーズが所得にかか

わらず満たされることとなる。

さらに、完全に普遍的な、つまり所得制限を付けず、すべての子どもに同額という給付方法もある。重要なのは、普遍的給付に至ると、発想が根本的に転換するという点である。というのも、子育ての費用は、もはや親の稼ぎで賄うものではなくなり、自己責任から切り離される。社会全体で、税でその「必要」を満たし合うことで、子育ての費用負担は自己責任から社会的責任へと転換されるわけである。

日本では、かつて民主党政権が導入した普遍的給付の「子ども手当」が強烈な「バラマキ批判」を受けた。いわく、お金に余裕のある世帯にまで給付するのはおかしい、税の無駄遣いだ、というわけだ。しかし、「バラマキ批判」は、私たちの思考が自己責任主義に縛られているからこそ強まる。親の稼ぎで子育てするのが普通だと思うから、金持ちにも給付するのはおかしいという話になるのである。

ちなみに、スウェーデンは普遍的な児童手当の長い歴史を有するが、「バラマキ批判」はほとんど聞かれない。なぜなら、児童手当は、すべての子どもに一定の成育環境を権利として国家が保障するためにあると彼らは考える。ゆえに、金持ちの子どもも困窮世帯の子どもも、子育てにかかる基礎的費用が等しく保障されるべきだということになる。このように、所得制限のない普遍的給付は、「必要」を満たすことを自己責任から切り離し、社会全体で、税を出し合って満たし合うようにすることを意味する。この点をしっかり押さえておきたい。

なお、③の自己負担の問題についても、似たことがいえる。近年、「現役並み所得」の高齢者について、医療・介護サービスの自己負担の引き上げが重ねられているが、それが少なからぬ人々に支持されるのも「自分で買える人は自分で買う」のが当然だという自己責任意識が強固だからである。また、幼児教育の無償化について、高所得者を利する不公平な改革だという批判が聞かれるのも同じ理由による。

もちろん、完全無償制が必須だとは限らないし、無償化を即時かつ全面的に行うことが常に正しいわけでもないだろう。しかし、自己負担の軽減さらには無償化は、「払えない人にまけてあげる（裏返せば、払える人には払えるだけ払わせる）」という自己責任のロジックを「必要」の領域から放逐し、私たちの「必要」を等しく満たす道なのだ、ということをしっかり理解しておくことが、自己負担をめぐる議論を適切に深めていくうえで欠かせない。

隅に追いやられる「税による社会福祉」

さて、こうした福祉給付の３つの側面に目をやると、日本では従来、そしていまだに、①（給付の量・質）のみならず、②（所得制限）さらには③（自己負担）についても、財政を通じて満たされるべき「必要」とみなされる領域が非常に狭小である。

それは先ほど述べたような、人々による自己責任主義の内面化と、自己責任主義に彩られた社会保障政策の展開がもたらしたものである。しかし同時に、財政運営にかかわる制度的事情と論理が、社会福祉分野での「必要」の狭小化に拍車をかけたということも、ぜひ理解しておきたい。

そこでまず重要なのが、社会保険主義である。戦後社会保障制度の方向性を打ち出した、１９５０年の社会保障制度審議会「社会保障制度に関する勧告」は、「国家が国民の生活を保障する方法ももとより多岐であるけれども、それがために自主的責任の観念を害することがあってはならない。その意味においては、社会保障の中心をなすものは自らをしてそれに必要な経費を醸出せしめるところの社会保険制度でなければならない」（傍点は筆者）と宣言した。もちろん、自主的責任により経費（保険料）を拠出し、それにより受給権を得るという社会保険の仕組みを社会保障制度の核に置くことは、イギリスのベヴァリッジ報告がそうであったように、当時としては何らおかしなことではない。しかし、それは日本特有の文脈の下で、社会保障政策を過剰に支配していった。

というのも、まず、国の予算運営において、税による福祉の限定と社会保険によるそれへの傾倒が進んだ。予算には一般会計と特別会計があり、年金、雇用など社会保険は、税を財源とする一般会計とは区分して特別会計で経理されているが、戦後しばらくの間、日本では、厳格な収支の均衡がとりわけ一般会計のみに求められた。これが、税財源（一般会計）の節約と社会保険（特別会計）の積極活用につながった。つまり、予算上の都合が、社会保険主義を強化し、税による福祉の充実を妨げたのである。

それは、社会保険によるサービスと、税によるサービスの両方に、重大な帰結をもたらした。まず、サービスを「買わせる」社会保険制度が定着していった。皆保険・皆年金が成立した1960年代にはすでに、保険料財源の不足により、国庫負担（一般会計からの税の投入）が導入されていた。しかし、「一般会計均衡主義」によって国庫負担の抑制が強く求められた結果、医療（およびのちに介護）サービス利用者の自己負担強化が、とくに財政事情が悪化する時期に追求されることとなった。

そして、児童福祉（子ども・子育て）、障害者福祉、（介護保険導入以前の）高齢者福祉などの、税を財源とする福祉のあり方にも、大きく分けて2つの問題が生じた。それは、普遍主義の否定と、サービスを「買わせる」志向である。

それぞれ説明しよう。まず、先の「社会保障制度に関する勧告」のくだりのように、社会保険制度の特徴は、「自らをしてそれに必要な経費を醸出せしめる」点に見出された。裏返せば、税による福祉サービスはそうではない。保険料を拠出し、それによって受給権を得るのではなく、国民一般の税によって提供されるがゆえに、税による福祉サービスは誰もが受けられて当然のものではない、という論理が戦後日本では定着した。社会保険給付のような権利性を伴わない、税による福祉サービスが満たすべき「必要」は、特別に公が責任をもって直接に対応すべき「必要」として選定されねばならない。ゆえに、福祉サービスを自力で買うことのできない低所得層に給付対象を限定すべきだ、という考え方である。

冷静に考えれば、社会保険制度が拠出に基づく受給権を保障するということが、税による福祉サービスが選別的であるべき理由にならないことは明白である。私たちは、税を財政という「共同の財布」に預け、私たちを代表する議会がその使い道を、予算を通じて決める。給付を選別的とするか、普遍的とするかは、ひとえに私たちの意思次第であり、社会保険制度との対比で決まるものではない。にもかかわらず、社会保障論・社会保障法の分野では、いまもなお「税による福祉は選別的であるべき」という論理が根強いのである(例えば、小塩隆士 2016、堤修三 2018)。

給付対象を低所得層に絞るだけではない。費用の一部をサービス利用者に自己負担させ、自己責任を果たさせることも、税による福祉サービスに求められていった。1947年に成立した児童福祉法は、児童福祉の諸サービスにかかる費用の全部または一部を、利用者本人または扶養義務者から徴収することができると定め、同様の規定が1960年の精神薄弱者福祉法や1963年の老人福祉法などにも置かれていった。そして、オイルショック後の70年代半ばから「増税なき財政再建」が進められた80年代にかけて、自己負担が大幅に引き上げられていく。サービス利用者とその家族の困窮化やサービス利用からの排除が深刻となり、1988年時点の推計で、所得が約450万円以下の世帯が保育所または老人ホームを利用すると、生活保護基準を下回る困窮状態に陥るほどとなった（垣内国光 1989）。今日も自己負担の強化が政策課題とされ、かつさほどの抵抗もなく実現されていく背後には、このように福祉サービスを買わせてきた歴史が存在するのである。

税も、政府も、人も嫌い

私たちは、税や社会保険料を日々負担している。にもかかわらず、働いて自立し、家族で助け合うことを厳しく要求され、破れたセーフティネットの上で危険な綱渡りを強いられる。さらに、いざ福祉サービスを利用しようとすれば、その対価を請求される。

つまり、福祉サービスが、単に手薄であるだけでなく、人々の受益感、安心感を損ねる

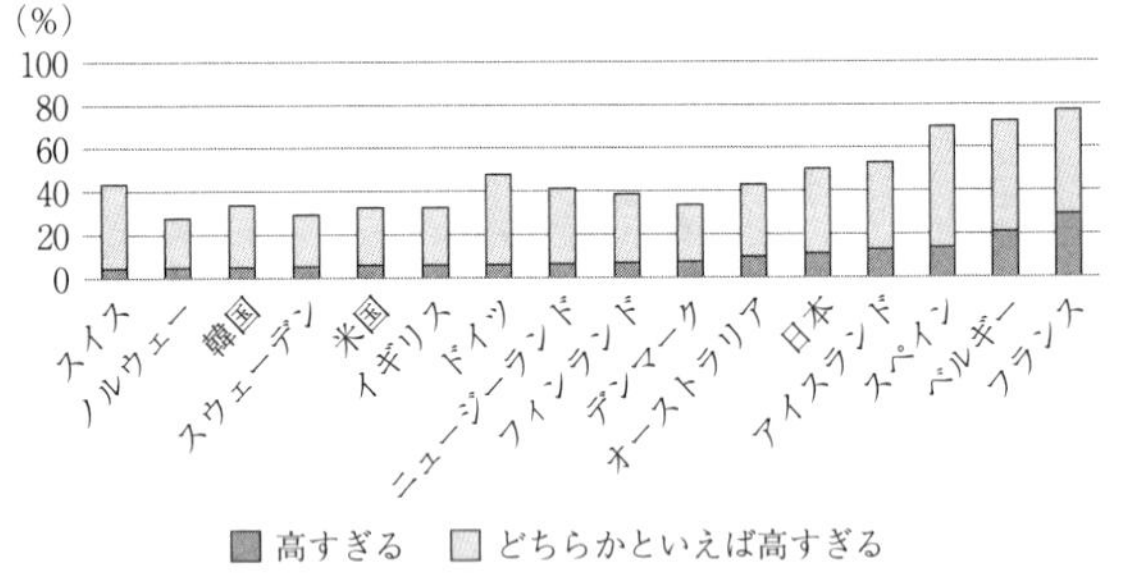

[International Social Survey Program : *ISSP 2016 – Role of Government V.*]

図5　平均的な収入の人の税負担をどう思うか

ような方法で提供されているのである。「共同の財布」に預けたはずのお金が、自分のため、私たちのために使われているという実感がもてない。

であれば、私たちが税を払う気になれなくても当然である。**図5**は、「平均的な収入の人の税負担をどう思うか」という問いに対する回答結果で、日本はこれらの国で5番目に税負担感が強い。忘れてならないのは、日本の中間層の税・社会保険料負担がこれらの国の中ではかなり低い部類に入ることである。つまり、日本では人々が低い税負担を非常に重く感じているわけだ。日本における嫌税感は際立つというほかない。なおこの結果は、10年前の同じ調査でもほぼ同様である（井手英策 2013・2018、佐藤滋ほか 2014、高端正幸 2017）。それはなぜだろうか。

自己責任主義に傾斜し、生存さらには人間的な生活を送るための「必要」を狭くとらえる社会保障は、受益感、あるいは「何かあったときにも福祉によって自分の生活が守られる」という安心感を人々にもたらさない。こうした社会においては、次の2つの不信が強まるということが、近年の研究で明らかにされている。

1つは、政府への不信である。日本における公務員数は、先進諸国中で最低水準である。また、公金の濫用が他国と比べて多いというわけでもない。それでも人々は、税の無駄遣いを糾弾することをやめない。税を払っているのに「必要」が満たされていると思えないことが、その一因である。

有権者の支持を得るため、政治も歳出の無駄探しを競ってきた。しかしそれは不毛である。日本の人口当たり公務員数はすでに少ない。国でも地方でも公務員の労働条件は悪化し、非正規雇用への置き換えも限界まで進んでいるのに、公務員バッシングがやむ気配はない。あるいは、考え方によって、防衛費やその他の歳出が無駄だという主張もあり得よう。しかし、教育費も対途上国援助も、そして防衛費も、日本は先進諸国中で最低水準(すべてGDP比)なのである。

から雑巾を絞るような無駄の削減では、私たちの「必要」を満たしていくことはできない。しかも、現実には、増加する社会保障経費こそが無駄探しのターゲットと化している。給付の抑制やサービス利用時の自己負担の強化があらゆる理屈を動員して進められ、人々の社会保障からの受益感がますます損なわれれば、税負担への抵抗は強まる一方であろう。

もう1つは、私たち市民同士の相互不信である。税を負担しても「必要」が満たされる実感がなく、必死に自立・自助に励む多くの人々は、自分が払う税金で誰が恩恵を受けていると思うであろうか。その自然な答えは、「困窮する人々」であり、無駄探しの矛先が彼らに向けられていく。現に、2012年末に成立した第2次安倍政権以降は、生活保護制度の歴史上類をみない生活保護基準の切り下げが進められてきたが、有権者の多数はそれをすんなり受け入れた。困窮者の支援や障害者の生活保障が、まるで税金の無駄遣いであるかのように語られることが、もはや異常だとは言い切れない風潮さえある。

こうして、福祉に「依存する（ようにみえる）」者へのバッシングが社会全体で強まり、彼らの尊厳が損なわれていく。しかも、福祉の利用が恥ずべきことだとされ、つらかろうが理不尽だろうが、自力で生活を維持することが美徳とされる。したがって、弱者を非難する社会で虐げられるのは、弱者だけではない。社会の多数派を占める「普通の人々」は、弱者を叩くことで、自分自身をも際限なき自己責任圧力にさらす。

雇用が不安定化し、所得が低下し、家族の自助機能も失われつつあるなかでも、自助・自立が当然のこととして要求される。年老いた後も人間的な生活を送ること、パートナーと家庭を築くこと、わが子に十分に目を配ること、職場で人間的な扱いを受けること、これらすべてが贅沢と化しつつあり、特段に困窮せずとも、多くの人々が生きづらさ、理不尽さに苛まれている。いきおい「必死に自立・自助に励んでいる自分がなぜ強制的に税金を取られ、自立・自助に失敗した人たちを救わなければならないのか？　自分と同じように、彼らも福祉に頼らず、もっと努力すべきだろう」と思ってしまう人々を、単に批判すればすむ話ではない。

「必要」を満たさない社会保障政策の結果、ねたみを伴う不公平感と、恥の意識を伴う自己責任圧力で社会が満たされ、人々の相互不信が強まれば、財政という社会全体での支え合いと、そのための税の負担の分かち合いも拒否されていくのである。

未来を切り拓くために

まとめよう。自己責任を強調し、「自分の稼ぎと家族の助け合いでやっていくのが当然」という発想に満たされた、私たちの心と社会保障政策のあり方が問題なのである。それは、私たちの「生きづらさ」に拍車をかけるだけではない。政府への不信、そして人間同士の不信で社会を満たし、結果として「必要」を満たす「共同の財布」であるべき財政を機能不全に陥れるのだ。

福祉の現場の苦境は、こうした全体的な状況の下で生じている。お金が足りないから給付が充実せず、「必要」が満たされない。人員も増やせず、低賃金と長時間労働でも頑張る「慈愛と使命感に満ちた」ソーシャルワーカーであることが称揚される。国も自治体も「ない袖は振れぬ」という。「財政が苦しいのに今後も社会保障支出が増大していく。だからその抑制を図らねば」という大合唱が響く。

また近年は、「住民が主体的に地域課題を把握して解決を試みる体制」が「地域共生社会」の旗印の下、皮肉にも国により推進されるという流れも起きている。生活の場としての地域において、多様な主体が連携して支え合いを実現していくことは、確かに重要である。しかし、「必要」が満たされず、財政という「共同の財布」がこれほどまでに機能不全をきたしている状況を放置したまま、「地域」「住民主体」のみ強調されていくならば、地域における福祉の現場にいっさいの諸矛盾が押しつけられることにもなりかねない。

それでは、私たちが希望を見出すために、何が求められるのか。具体論は他書に譲り（井手英策 2018、高端正幸 2016・2017）、ここではシンプルに2つに絞って提言したい。

第1に、普遍主義、つまり福祉給付の3つの側面すべてにおいて私たちの「必要」を満たす方向で、社会保障を充実させることである。それは、「自分の稼ぎと家族の助け合いで何とかする」社会から、「自分の稼ぎから税を『共同の財布』に預け、皆で『必要』を満たし合う」社会への転換を意味する。給付の量的・質的な充実は当然のこと、所得制限のない普遍的な給付、自己負担の軽減さらには無償化を通じて、生きるための「必要」の領域を拡大し、それを自己責任から切り離すことが基本となる。

それを進めることによって、税を払うことで受益感・安心感が得られるという実感を社会全体に広めていく。それが進めば、「共同の財布」が機能し始める。財源が増えれば、社会保障の充実も徐々に容易となっていく。つまりそれは、「自己責任主義の悪循環」から「共同の財布」を救い、「支え合いの好循環」を生み出していく道である。

第2に、現状に対する異議申し立てに努めることである。それは、社会保障改革のあり方や税制改革といったビッグ・イシューを論じることに限らない。それ以上に不可欠なのは、福祉の現場に身を置くソーシャルワーカーたちが、自らの抱く問題意識や違和感を社会に知らしめることではないだろうか。自己責任主義の限界や理不尽さ、そしていますぐにでも満たされるべき「必要」の姿は、福祉の現場でのみ経験的に発見され得るものである。それを明るみにし、社会に問うていくという方向に日本のソーシャルワークが展開していくことには、すべての私たちの未来にとってきわめて重い意味がある。

V　座談会：福祉は誰のために

―ソーシャルワークの未来図

鶴幸一郎／藤田孝典／石川久展／高端正幸

鶴　本日は、それぞれ専門分野を異にする先生方にお集まりいただきました。論じていただきたいテーマは以下の3点だと考えています。

①「福祉」とは誰のために、どうあればいいのか
②そのなかで、ソーシャルワーカーはいかにあるべきか
③専門性を担保するための教育や資格のあり方をどうすべきか

周知のように、2000年に社会福祉基礎構造改革が実施され、その流れを受けて介護保険の創設、障害者自立支援法から障害者総合支援法の制定および変遷が起こり、福祉の保険化および市場化が進みました。

それに伴って、社会保障制度や福祉サービス制度は、「サービスを利用するなら保険料納付の義務を果たせ」という保険原理と、「サービスを受けるなら相応の自己負担を払え（受益と負担）」という経済原理の2つが前提となって運用・利用されていて、これは社会保障制度における対象の空洞化という現象が進行していることを表します。

一方、社会においては、過労死、虐待、DV、依存症、孤立など、これらを包摂する市民レベルでの貧困問題が顕在化しています。そうした問題に対し、支援を行う側は特定の事象や問題を専門分野化してしまい、これらを総合的・包括的にとらえる視点・理論・技術といった共通基盤の確立をおろそかにしてきました。

地域共生社会が叫ばれ、市民の「自助・共助」が強調される現状にあって、市民にとっての福祉とはどうあるべきかをソーシャルワーカーの視点と福祉システムのあり方の面から問い直す。そのために、談論風発の議論を展開していただきたいと思います。

1 誰がために福祉はある

貧困層なのに豊かに暮らす福祉を保障されない現状

鶴　では、皆さん、まずは簡単にご自身の立場を紹介していただいた後、お話を進めていただければと思います。

トップバッターは私です。私は、社会福祉法人で障害者の福祉サービスを提供する事業所を運営しています。とにかく目の前にいる障害者の方々のほとんどが、経済ベースは障害年金と生活保護です。うちの就労支援をやっている事業所の工賃で暮らしていらっしゃる方ばかりで、障害年金をもらっていない人は、親と同居しているから何とか食べられているというような人たちです。

僕らがやっている障害福祉事業サービスは、いわゆる社会福祉事業の一環でやっているわけですけれど、じゃあ福祉ってそもそも何ですか、というふうに問われて、本を調べたりすると、その人のよりよい生活とか、よりよい豊かさとか、そんな抽象的な説明になるんですね。それをいま目の前にいる利用者さんに当てはめたときに、この人たちはよりよい、あるいは豊かな生活をしているのかっていつも思うんです。みんな結構かつかつで、お昼ご飯はカップラーメンとかばっかりなんですよね。

日々、クライアントに接していると、本当に福祉っていったい何だろうって常々思います。いろんなものを調べると、何をもって豊かであるかとか、どこをもって人間らしい生活ができる所得、経済力なのかといわれたときには、僕はソーシャルワーカーなので、貧困であるかどうか、数字であれば相対的貧困率の貧困層にあたるのかとか、そういうところになってくると思うんですけれど、ほとんどがみんな、日本における貧困層に入ってしまうんですね。この人たちが実際貧困層なのに、豊かに暮らす福祉を保障されない現状って何なんだろうって、ずっと思っています。

本来は障害者のためだけにとか、社会的に弱い立場にある人のためだけにあるのが福祉ではないんだろうと考えるんですけれど、現実的には、そういう人たちだけのためのものが福祉ということになっているんですね。僕個人としては、「福祉とは」と問われて「こうである」という答えが正直出ない面があって。そこで、皆さんはどうお考えになるんだろうというのを聞いてみたいと思っています。

藤田さんなんかもホームレスの人の支援をやってきて、社会福祉士という立場もあると思うんですけれど、そこから考えたとき、そもそも日本の福祉って何だっていうふうに思いますか。

必要な人に必要な分、福祉を提供する

藤田　僕は生活困窮者、ホームレス状態にある方に17年くらいかかわっています。主に、

社会福祉のメインストリームではない対象の方と当時からいわれていて、障害者でもなく、高齢者でもなく、児童でもなく、母子世帯でもなく、そういった人も含んだ多様な人にかかわりながら、社会福祉って何だろうと考えてきました。

僕の考える社会福祉というのは、まず多様な生、どんな状態で生まれようが、どのようなカテゴライズをされようが、まずはその人の生がちゃんと認められる状態です。さらに、その人自身が、限界がありつつも自由な意思で生活することができる、あるいは生活が尊重されること。そういったことを具体的に支えていくのが社会福祉関係者の役割だと思っています。そのために理論や実践で支えていく、バックアップしていく仕事だと思っています。

その点では、現代の社会福祉は、この人には社会福祉を提供します、この人には提供しませんとか、政府や行政の方針によって、対象なり程度が決められてしまいます。本当は当事者と一緒に、これくらいニーズがあるから福祉が必要だよとか、これくらいは自由な生き方をさせてくれよというような、下から要求する行動が伴わないといけないわけなんです。しかし、現代の福祉というと、ソーシャルワーカーも一緒に、当事者の苦しさとかつらさを解消したり、解放するところまでは、残念ながら至っていないという課題があります。

あくまでソーシャルワーカーは、多様な生とか生き方、すべての命が尊重されるためにはどうするかということを考え、一緒に歩んでいくような専門職であることが、改めて確認されないといけないと思います。

現代の福祉問題は、所得が高い、低いに関係なく出てきます。例えば、最近は元農林水産事務次官が息子を殺してしまった事件がありました。お金を持っている状況でも、福祉が必要であったと思います。彼自身も自由な生き方ができていなかったと思いますし、家族が問題を丸抱えしないといけないということは、日本の福祉の弱さであり、そういったものを象徴するような状況でした。社会福祉関係者は反省しながら、彼に対してもどう福祉を提供すべきか、介入の糸口はなかったのか、考えないといけない段階です。要するに、適切に福祉が提供されていれば、多くの人たちが普通に暮らせるはずなのです。所得の状況や社会的身分に関係なく、必要な人には必要な分、福祉を提供していかなければならないと改めて思わされた事件です。

引き続き、社会福祉が適切に適用できるように、皆さんと一緒に議論できたらと思います。

鶴　ありがとうございます。次はⅢ章を執筆された石川先生にお願いしようと思うんですが、僕は福祉の大学を出ているわけなんですけれど、そのころ習った福祉って、必ず何かが上に付いていて、児童福祉とか高齢者福祉、障害者福祉とか、そういうカテゴリーの論立てがあって、弱い立場の人の冠を付けた理論体系で学んだという記憶が正直あるんですね。いまはずいぶん変わってきている部分もあるとは思うんですけれど、やっぱりどこかでいまの社会のなかで弱い立場に置かれている人たちをカテゴライズして、その人たちに何か支援・援助するのが福祉みたいな、そういう歴史的な教育のあり方があったように、受け手側として感じているわけなんですけれども、教育のなかで「福祉とは」って問われたときには、どういうふうな説明になっていくんでしょうか。

福祉のスタートは貧困問題

石川　関西学院大学の教員をしています石川です。福祉の教員になってもう28年になります。大学のオープンキャンパスなんかで、高校生に「福祉とは何ぞや」という講義をやるわけですね。そのときに一番最初に話すのが、貧困の話なんです。そもそも福祉のスタートは貧困からで、貧困の人たちにどう対処するか、扱うかということが議論されていくなかで、例えばそれを国家の問題として取り上げていったのがイギリスの福祉国家ですね。貧困・怠惰・不潔・疾病・無知が五大悪とされ、それぞれすべての保障をすることによって福祉国家がつくられた。そういう意味では、福祉の対象者は国民すべてというようなことをまず教えます。

それからもう1つは、1951年の日本の社会保障制度審議会の定義ですね。そのなかで、福祉の対象者は、貧困者とか高齢者とか生活保護者、それから障害者とか、そういったある特定の人たちであって、選別主義といいますか、選ばれた人たちを対象にするのが福祉だというような考え方がありました。日本はそれがまだ深く、根強くあるので、さっき鶴さんが言ったように、学生はみんな何々福祉と考えるんですね。子ども、高齢者、障害者とかが頭について、この分野でやりたい、こういう人たちを支援したいと。

その彼らのために僕たちは何をやるかといったら、「福祉って何だろう」ということをまず考えることだと。日本は、制度的には選別主義ですけれども、社会がグローバル化してきて、福祉社会という言葉が広い意味で使われるようになってきた。これは２０１４年の「ソーシャルワーク専門職のグローバル定義」が背景にあるんですけれども、国の境目を超えて、福祉全体で考えていかなければならない。

国民すべてが福祉の対象

石川　次に、やっぱり経済問題があって、搾取されている人がどんどん増え、経済格差が広がっている状況を説明して、福祉というのはそのときによって変わってくるんだけど、大きく教科書的にいうと、国民全員を対象にするのか、ある特定の人たちを対象にするのかという立場があることを説明して、私は当然、立場的には国民すべてが対象だと考えているよと伝えます。さらに、すべての人が対象だから、みんな、他人ごとじゃないんだよ、というような話を、大学なら1年生の一番最初にします。

また、ハワイでも貧困層がすごく多いんですね。ホームレスが多い。そういう写真を学生に見せたりして、楽園といわれているところでもホームレスは集まってきているんだよ、なぜこういうことが起こると思いますか、と学生に質問します。個人的な責任じゃなくて、構造的な問題、アメリカという社会がもっている複雑な構造のなかで、たまたまハワイがそういう貧困の人たちに優しいサービスを提供しているというのがあって、ホームレスがどんどん増えているということがあるんですね。

そういったことを中心に、もともとは、well-being、welfare—人がいかにして幸せに生きるかというのが福祉の原点なので、基本的には、福祉の究極的な目的とは、人が幸せに生きることなんだ、という話をしています。

ということで、私の福祉の理解はそういうものです。こうした考え方のベースがないと結局、選別主義になる。貧困者福祉とか精神障害者福祉とか高齢者福祉とか、そこに学生も行くんですよね。僕はそれをなるべく避けるために、学生には問題の全体をみてもらいたい。その原点にあるのが貧困だから、何で貧困が起こっているんだろうというのを学んでもらいたい。ホームレスのところに行ったらそれは感じるでしょう。

私たちはなるべく基本的なことを理解してもらうように説明していますが、社会に出ていない19、20歳の学生にわかってもらうのは、なかなか難しいことですね。

鶴　ありがとうございます。いわゆる狭義の福祉なのか、広義の福祉なのかという論争みたいなものがあって、いまだに続いているような感じがするんですけれども。

石川　学生は、福祉って障害者のためであって、自分は対象じゃないと思ってますからね。これがイギリスとか、社会民主主義のスウェーデンに行ったら、自分たちみんなが対象だと思っているから高い税も負担している。ここが変わらないかぎり、僕は基本的には無理だと思っているんですね。だからこそ、財政が重要だと思うんです。社会保障をどうやっていくかという話ですね。

財政は社会を映す鏡

鶴　次に高端さんにお聞きしたいんですけれども、いまの石川先生のお話だと、いわゆる広義の福祉を具現化しているヨーロッパがある一方、日本はたぶん、財政的には、あるいは政策的な面では、狭義の福祉をずっと展開していると思うんです。

「福祉とは何か」ということについて、いろいろな研究者の理論をみてみると、福祉を実現するためには社会政策としても努力をしていかなあかん、あるいはそういう政策を出していかなあかん、ということをおっしゃっている人が多いのですけれども、先生自身も『福祉財政』という本を出されています。福祉というものをどのようにとらえて財政を考えていらっしゃるんでしょうか。

高端　埼玉大学の高端正幸です。財政学を専門にしていますので、福祉の現場で汗を流しておられたり、社会福祉の問題に直接かかわっておられるお三方とはちょっと違う立ち位置から、この企画に参加させていただきました。

そもそもからお話しすると、私の財政学というのはあまり主流ではないというか、特徴的なアプローチをとっています。神野直彦さんという方に教えを受けて研究をしてきたのですが、神野直彦の財政学というのは、彼自身、「財政社会学」ということを標榜していて、平たく言うと、財政というのは社会を映す鏡であり、われわれ市民にとっての「共同の財布」であると。それはどういうことかというと、財政のあり方というのは結局、社会のあり方との関係によってのみ決まってくる、というところを重視して財政問題をとらえるわけですね。

そう考えると、ご承知のように、20世紀のいわゆる先進資本主義国では、いわゆる福祉国家というものが成立してきたといわれるわけです。そのときの福祉国家の意味というのはいろいろな定義があるけれども、根っこをつかむなら、人々の良き生、well-beingを権利として保障するために、政府が国民の生活に積極的に介入する、そういう国家を福祉国家という。日本が福祉国家かどうかという定義論争は置いておいて、明らかに、例えば戦前の日本と比べれば、憲法に生存権等の保障が一応規定され、いわゆる社会保障、福祉といわれる政策分野の発展が進んではきたわけです。

ところが、ご承知のように、例えば北欧の福祉国家と日本とは、実は全然違ったりする。それは先ほど石川先生が指摘されたところがおそらく一番違っていて、権利として保障するということは、要するに国民の福祉をすべての人に保障するわけです。誰にでも、例えば障害を負う、あるいは職を失う、高齢を迎えて支援が必要になるなど、生きていくうえで自分の生活を困難にさせ得るいろいろな要因がある。それをちゃんとすべての人が安心して生きていけるように、生活がいざというときにも困難化しないようにするための、すべての人のための制度という考え方です。

日本の場合はどちらかというと、困ってしまった人を選び出して救済するという感覚が、政策決定に直接携わってきた人々も、そしてわれわれ市民の間でも非常に強い。

つまり「福祉とは何か」と聞かれたときに、福祉の原理的定義を考えてきたというよりは、どちらかというと、日本の社会において福祉というのは何なのか、どうなっているのかということのほうを考えてきたところはあります。

グローバル化が進み、経済成長が望み難くなり、人々の生活の仕方というのも多様化しつつ不安定化するなかで、僕らが税を出し合って、何かあったときにも誰もが人間らしい生活を無理なく送れるような社会をつくっていくということが明らかに喫緊の課題になっているにもかかわらず、なかなかそういう方向に日本が舵を切っていけない。

その理由の1つが財政問題になっている。増税するのか、しないのかという話になってしまい、なかなか財政を通じて支え合うという方向にいかない。ここを何とかしなきゃいけないというのが、慶應義塾大学の井手英策さんらと問題意識を共有しながら、近年考えてきていることです。

「生活保護バッシング」が起こる社会背景

鶴　ありがとうございます。いままでの福祉というのは狭義の福祉、つまり障害があったり、母子家庭であったりと、社会の中で弱い立場にある人たちを対象に、救貧をするということのいろいろな制度が社会福祉、あるいは福祉というふうに呼ばれてきたんだろうと思いますし、それが続いてきたんだろうと思います。

一方で、石川先生がおっしゃったように、広義としての福祉の考え方も、実はずっといわれてきている。いま高端さんが言ってくださったように、本来、福祉というのは、社会の中で生きる人々が安心・安全に暮らしていける、それが福祉の実現であり、福祉であるということも、実は福祉を語るうえではいわれるわけですから、そうなると、単純に社会的に弱い立場の人たちをターゲットにした救貧的な社会福祉というのは、それだけでは福祉の定義としたら弱いかなというふうに思うようになるんですね。

いままで救貧的なことをずっとやってきたんですけれど、ここ最近、いわゆる生活保護バッシングにみられるように、その救貧ですら、一般市民の目から見ると、まるで恩恵のようにとらえられる。福祉そのものを一般市民が忌み嫌うかのような言説なり、ＳＮＳ上での攻撃というのが非常に顕著にみられる。ということは、翻っていえば、広義の福祉が一般市民の中に全然行き渡っていないがゆえに、自分たちの生活が苦しくなってきているので、福祉の対象とされている弱い人たちを、叩いてしまうという行動になっているんだろうなと思います。

そういう意味でいまこそ、福祉とは何であるかと問われたときに、いままでやってきたような狭義の福祉、救貧的な概念を、そうではないと否定する。広義の福祉であり、ある種よく語るのは防貧ですよね。国民全体が、高端先生がおっしゃったような、安心・安全で暮らしていけるという福祉を実現していくという定義が普遍的に理解される、あるいは意識されるような状況にもっていかないことには、社会的に弱い立場の人すらさらに追い込まれるような状況になってきている。というふうに僕自身は概観しているところなんです。

そこの流れを受けて、逆に言うと、いま一般市民は、セーフティネットの底が抜けるなんていう言説でよく語られるように、生活がどんどん厳しくなってきている。厳しくなっているということは、福祉の実現が遠のいているというふうにもいえると思うんですね。

これだけ厳しい状況になっているにもかかわらず、いまだに社会政策上もそういうことの改善に手が打たれていない。そのことをどう考えたらいいんだろうといつも思うんです。

明らかに厳しい状況だというのは、年金だろうが国民健康保険だろうが、滞納者も多い、差し押さえも多い、年金の給付は下がる、みたいなことがどんどん語られるなかでも、「厳しいんやったら貯金せえ」と。先だって金融庁が人生100年時代プランみたいなのを出しましたけれども、そんなことを国が言うのかという感じで、僕なんかは思ったんです。広義としての福祉が実現されないどころか、どんどん遠のいていく現状に対して、皆さん、どんなふうにお感じになっているのでしょうか?

福祉に頼ることを「恥」とする意識

高端　たぶん、金融庁もあそこまで炎上するとは思っていなかったんじゃないですか。あそこまで注目されるとは思わずに出しちゃった、みたいなことだと思いますが。

例えば藤田さんが『下流老人』という本を書かれて、高齢者の困窮の問題に警鐘を鳴らした。あれは「福祉をどうしていくか、真剣に社会の全体の問題として考えよう」という問題提起なのに、あれを読んだ少なからぬ人たちが、ファイナンシャルプランナーのもとに押しかけ、老後に向けての財産づくり講座に必死で通った。このことには、いろいろな説明が可能だと思います。でも、1つ間違いなく言えるのは、まず自分が困難に直面したときに、それを自力で何とかするという方向にどうしても意識が偏ってしまい、自分の困難とか痛みというのがなぜ生じているのかという、その背景にあるものを、社会の問題として考えるということがほとんどなされていない。それは、日々いろいろなところで一般の人や学生らとコミュニケーションをとるなかで、すごく実感するところですね。

それは教育の問題やいろいろなものにつながりますけれども、1つ、財政学というか、私の専門の立場からいうと、そもそもいまの世の中のつくりが、自分と社会とのかかわりというものを感じにくいものになっている。福祉に引きつけていえば、要は自分の生活が社会保障、福祉のいろんな制度なり政府の政策とかかわっているとは感じにくい。もっといえば、少なくともまだ現役で働けて、何となく普通の生活ができている人たちは、自分は福祉になんてまったく縁がないと思ってる。

そうすると、いざ自分が困難に直面したときにも、やっぱり自分で何とかしなきゃという一本やりで人生を送ってきたので、そこで他者に頼るとか政府に頼る、さらにいえば福祉に頼るみたいな発想がそもそもない。自分の生活を自分だけで全うできないことを、恥のように感じてしまう。生活の本質は、支え合い、頼り合いにあるにもかかわらずです。そこが深刻な問題だと日ごろ考えているんです。

財政学の立場からすれば、自分に何かあったときに、社会保障によって自分がちゃんと守られるんだという安心感を、すべての人が感じられるような社会保障政策に変えていかないといけない。そういうところにつながっていくわけです。

「バラマキ福祉」というイメージ

石川　日本も福祉国家を目指したんですね。1973年に老人医療費支給制度ができて、その年を「福祉元年」と呼んでいるんです。ちょうど同じときにオイルショックが起こって、すぐに「バラマキ福祉」とか、「福祉見直し」とかそういうことがいわれた。それがものすごく、いまも人々の中に、政治家の中に残っていて、「福祉をばらまいたらえらいことになるぞ」というようなイメージがどこかにあるんじゃないかと思っています。

だから、なかなか社会保障制度として浸透しない。とくに、いまちょうど70歳代以上の人はその時代に生きてきた人だから、高度経済成長のときにもど真ん中にいて、そういうのを見てきているから、ものすごく根強いというのは感じますね。

それに勤労の精神が変に結びついて、自分で頑張れとか、自己責任論になってきます。福祉に頼るのは恥、お上に頼るな、自分たちで頑張れ、というのは40年以上続いている。

福祉国家といっても、福祉の歴史をみてみると、構造を問題にしているような先生方、社会主義的な考えは端っこに追いやられて、機能的に考える、あくまでも選別主義、落ちてきた人たちを救うような福祉が福祉の機能なんだ、という考え方が割と取り上げられてきました。そういう背景とも合致しているんじゃないかなと思うところがあります。

教育をしていて、そういう普遍主義というか、国民すべてが対象だという考え方が伝わらない。親世代にまず通じない、おじいちゃん世代にも通じないので、子どもも理解できない。それが財政学も含めて、みんなで分かち合うというような考え方がなかなか広まらないことのベースにあるんじゃないかなと思います。

とくに最近、いわゆる「バラマキ福祉」という言われ方がすごく使われていて、この前、民主党がやった子ども手当のときも「バラマキ」といわれましたけれども、広義の福祉が実現しない背景には、「福祉国家」とか「バラマキ」と呼ばれるものに対するアレルギーがあるんだと思います。バラマキではないんだけれど、要はみんなで分かち合うんだけれど、そういうところがなかなか根づかない。

たぶん、それを井手さんとか高端さんも感じているんじゃないかなと僕は思うんですけどね。学校で学生たちに講義をしても、そのときは何となくわかってもらえるんですけれど、やっぱり根づかないなというのが僕の、教育者としての実感です。

2 ソーシャルワーカーはいかにあるべきか

当事者と共に、権利要求主体として声をあげよ

藤田　お二方に同意するところが多いと思います。僕のソーシャルワーカーという立場から、なぜ福祉が実現されないのかということをみてみると、まず一番決定的に足りないのは、権利要求をする運動体、活動家も決定的に弱いということです。欧米各国と比べても

無風状態といってもいいです。

過去には朝日訴訟がありました。最近でも優生保護法について、障害者が堕胎させられたり、妊娠出産ができないようにさせられたことも、声を上げないかぎりは無いものにされてしまう。現状をそのまま追認してしまうということになります。最近の動向をみても、過去の歴史をみても、社会福祉関係者が当事者と寄り添いながら、要求主体として声を上げるような主体に変えていくということがないかぎりは、この安上がりの福祉を追認していくことにつながっていくと思っています。

最近だと、こういった下から要求していく、私たちが一緒に求めていくようなものではなくて、上から来るケアマネジメントとか、地域共生社会づくりとか、いろんなことが降ってきます。しかし、基本的に私たちは、上からの政策では普通の暮らしはよくならないということを歴史でも知っているはずです。要求主体を当事者と一緒に形成しながら組織化・アソシエイトして下から突き上げていく。これが決定的に不足していると思っています。

ZOZOTOWNの賃上げに成功

藤田　あとは、ソーシャルワーカー自身が社会変革できる、社会を変えられる、という可能性に期待していない。あるいは希望をもっていないということも、大きな要因としてあると思います。ソーシャルワーカーは、そもそも当事者に一番近い立場にいますので、当事者と一緒になって、どういう社会にしたいのか、その人たちがどういうニーズを抱えているのか、それを把握しないといけません。いまはそれらをまとめて声を上げる代弁行為が足りないということですね。組織化しきれていないと思います。

僕がずっとかかわっている貧困問題の分野からいえば、働いているのに貧困だという人々はかなり多くいます。例えば、シングルマザーのお母さんもそうですし、子どもの貧困もそうなんです。そういうなかで、僕が非正規雇用、シングルマザーのお母さん、外国人労働者、派遣の若い人たちと一緒に取り組んだのは、最近だとZOZOTOWNの賃上げなんです。ZOZOTOWNといえば、インターネットで服飾を販売する最大手企業です。その運営をする（株）ZOZOの非正規従業員は時給1000円で働かされていると訴えがありました。きわめて堅調に成長を続けて莫大な利益を上げている企業です。しかし、現場はフルタイムで働いても、生活保護基準以下の賃金しかもらえない労働者がいます。そういう状況だったので、まず「時給を３００円引き上げませんか」という要求を労働組合、労働者と一緒に組織化して要求しました。

当初は労働者の人たちも、「声上げても変わるわけがない」という諦めがあったわけですが、エンパワメントして、要求に変えながら声を上げていったら、いろんな人たちが集まってきてくれました。だんだんナショナルセンター、連合や全労連も支持してくれました。世論に対しても働きかけをして、社会的にもさまざま圧力をかけながら取り組みました。その結果、時給の３００円の引き上げが実現しています。

時給が３００円上がるだけで、フルタイムで働いているシングルマザーのお母さん、派遣労働者は、月５万円、年間にすると60万円が自分の懐に入ってきます。このように具体的に社会は変えられるし、生活は変えられるんだ、あるいはワーキングプアはそもそも減少できるんだ、というような、そんな体験ができたと思っています。

いずれにしても、要求しないと出てこないというのがいまの社会状況ですので、まず私たちはどんな暮らしをしたいのか、どんな生活をしていきたいのかということを考えながら取り組んでいく。そこにソーシャルワーカーは道筋を立てたり、どういう計画を立てて、どこにターゲットを絞って要求していくと現状を変えられるのか一緒に取り組んでいく。そういうことが大事だと思いますね。

ほかにも過労死とか、あるいは長時間労働で低賃金といわれるコンビニ業界の問題があります。ここも24時間働かされている学生アルバイトから声があったので、これも24時間営業はもうやめましょう、と。小売店が24時間開いているというシステムって普通ないですよということで、要求しながら変えていく動きをしました。いま、大手のコンビニ業界でも24時間営業の見直しから労働者の負担軽減という動きもみられてきています。いずれにしても当事者のつらいとか苦しいとか、もう少しこうしていきたいというような要求をまとめ上げながら、アドボケート（支持・擁護）していく作業が、ソーシャルワーカーに引き続き求められていくと思っています。

動けば社会を変えられる

藤田　ソーシャルワーカーはそういった声をまとめて、アソシエイトして、共通項をみんなで探りながら要求していく必要があると思います。引き続き、社会に訴えたり、世論形成をしたり、制度の欠点について一緒に議論したり、当事者と一緒に動きながら、まずは実績づくりです。動けば変えられるんだよという姿をまずは見せていくことが、絶望とか諦めから、やってみようという希望に変わると思っています。

この過程では当然バッシングも大きいし、反対勢力からの攻撃も非常に強いわけですが、矢面に立ちながら、要求をずっと繰り返していくと、支持も拡大していきます。まずは何事も、「理想論だ」とか「きれい事だ」とか、いろんな攻撃があると思いますが要求していくしかないと思います。

「広義の福祉」実現のためのソーシャルワーク実践の「場」を考える

鶴　ありがとうございます。いまのお三方のお話を聞いていると、やっぱり福祉そのものは基本的に、公的な支援とか、あるいは公的扶助と呼ばれるものを受けている、あるいは受けざるを得ない、困難を自力で解決できない人、そういう人たちが利用者で、あるいはそういう人たちに提供されるものが福祉であって、いま、藤田さんが言ってくれたような、労働や、あるいはそれを通じて得る所得なんかは、基本的には自分の努力で維持・形成しなさい、というのがいまの日本だと思うんですね。そういう意味では、いまだに福祉というものが狭義の中心のところに収まっている状況だといえます。

そこの立て付けが変わらない間は、一般市民も、さっき高端さんが言われたように、福祉に頼る、お上に頼るということを恥だと思うのか、いけないことだと思うのか、あるいは人として下にみられちゃうみたいなこととか、いろんな意識があって、福祉を利用しようとか、福祉に頼ろうとはしない状況ですよね。

そういう意味でいくと、福祉は実は国からすれば実現されていて、僕らの「なぜ実現されないのか」という問題意識とは、話がかみ合わないだろうと思っています。

実はソーシャルワーカー自身にもそういう意識が脈々と根づいている。いま、藤田さんが言われた労働のことであったり、あるいは一昨年、「保育園落ちた、日本死ね」なんていうツイート問題がありましたけれど、ああいう保育の問題にしても、ソーシャルワーカーが福祉の実現のための支援・方法として自分らが関与すべきことだというふうには、あまり認識していないと思うんです。

それは、保育の現場にソーシャルワーカーがいないとか、あるいは雇用環境がないということもあると思うんですけれど、いまのソーシャルワーカーは、国が示す救貧の対象になる人をダイレクトケアしたり、あるいは相談にのったりする機関、そういうところにどんどん配置されているわけなんですけれど、広義の福祉を実現するためのソーシャルワークを展開できる場、あるいは機関への雇用って実際ないですよね。ないとすると、広義の福祉を実現するためのソーシャルワーク実践の展開が、そもそもできないという現状なのではなかろうかと思ったりするんです。

そこも実は確保していかないと、市民全体の福祉の実現というところに関与していけない現実がある。ここはどうしていったらいいんだろうと。僕は、それこそ社会福祉事業のなかの事業所という枠の中で仕事をしているわけです。だいたいみんなそんな感じなんですね。どこかに所属している。それは、困難を自力で解決できないとされた障害者にソーシャルワーカーが支援・援助しているということでは成立しているんですけど……。

それと、ソーシャルワーカーだって人間なので、暮らしもあれば生活もあり、お金も必要である。広義の福祉を実現するためにソーシャルワーク実践をする場がちゃんとあって、雇用もされて、そのソーシャルワーカーが生活していけるだけの待遇がないとだめ、非常勤とか非正規とか嘱託職員とかには、それは誰も行かへんわな、みたいな話になるので、そういう場をどう確保していくのかということも、併せて考えていかなければいけないと思うんです。

「ソーシャルワーク専門職のグローバル定義」の基本が根づいていない

石川　僕個人としては、場の話だけじゃなくて、やっぱり基本的に、さっきアドボケートと言ったけれど、人権とか社会正義、「グローバル定義」に書いてあるこの基本が根づいていない。

この前も社会福祉士会で悉皆調査をしたんですが、回答が戻ってきたのが20％くらい。4万4000人にアンケートを送って7000通くらい返ってきたんですけど、そのなかで、「倫理綱領を読んだことがあるか」と聞いたら、半分くらいは「読んでいない」、「『ソーシャルワークのグローバル定義』を知っているか」と聞いたら、半分くらいは「知らない」と。

つまり、場をいくら設けても、例えば藤田さんみたいに闘うというか、人権や社会正義を擁護するというような姿勢でないと、なかなか難しいなというのが率直な感想です。ほとんどがいわゆる「雇われの福祉」で、基本的に政府が決めたサービスを利用者に受け渡したらいいというような感覚がどこかにあるでしょうから、藤田さんのような、「闘う福祉」は例外中の例外なのかもしれません。あるいはソーシャルアクションを志向はしているけれど、せいぜい地域までという考えがあるんですよね。やっぱりソーシャルワーカーの意識の問題ってかなり大きいんだなと、僕は個人的には思いますね。

だから、それが教育とつながってくるかもしれませんが、大学とか研修をやってもノウハウばっかり教えるわけですよ。現場の方も「ノウハウを教えてくれ」「スキルを教えてくれ」と。どうやって相談したらいいのかという相談の仕方でしょう。

だから、ソーシャルワーカーって何ぞや、福祉は何ぞやも含めて、そういう考えがもっと根づかないとしんどいかなと思っています。実際に社会福祉士志望の社会人の方が養成校に来られますけれど、全然根づいてない。単に人の手助けをするのが福祉やと思ってるから。そこが大きな課題だろうというふうに思いますね。

資格にこだわらず、やれる人からやっていく

鶴　２０１３年に生活困窮者自立支援法ができて、生活困窮の窓口が各自治体に設置されているわけじゃないですか。かつ、井手先生を中心とした「自治体戦略２０４０構想」では、自治体が税金を集めて、市民の日々の暮らしの困難に対応するソーシャルワーカーを配置したほうがいいという提言が出ていたりします。出ていたりはしますが、人が追いつかない。

石川　追いつかないと思いますね。藤田さんに聞いてみましょう。あちこちで講演していてどう思いますか。ベーシックな「福祉は誰のためにあるのか」という問いは、福祉教育を受けに来る高校生でさえ、あるいは大学初めのころからでも入っていないんです。広義あるいはソーシャルワークの基本的なところなんですが、なかなかそれを現場で広げていくというのは難しいなと思っています。

藤田　そうですね。だから僕はあまり、社会福祉士とか精神保健福祉士とか資格にこだわらなくていいと思っています。弁護士でもソーシャルワークできるし、保育士でもできる人はできる。ソーシャルワークの裾野を広げていく戦略を最近はずっととってますね。む

しろ労働組合員のほうがソーシャルワークに理解があったりします。

石川　寂しい話やね。

藤田　正直なところ、だからこそ僕は社会福祉士の資格養成にはあまり興味をもっていないのです。それよりも、具体的に社会が変わって当事者が豊かになることが最優先です。社会福祉業界のことは業界で粛々とやるしかないですから。

僕がいまやっているのは、ソーシャルワーカー集団をチームとしてつくるということです。社会福祉士の有資格者がいるかいないかは関係なく、そのなかにいろいろな人がいればいいと思います。

いまの福祉業界がどれくらい危機感をもっているか。残念ながらこの間ほとんど危機感がないし、そもそもソーシャルワーカー自身が積極的に社会に関与して社会を変えられると思っていない。単に資格を取って自分の生活の安定、資格はないよりはあるほうが自分の生活は安定すると。そういった思考になっている学生が大半ではないか、と思えるくらい、あまり自分の力に期待をもてていない。そんな状況があると思います。

福祉労働者の労働条件を上げていくことが大事

藤田　原因はさまざまあって、まずは根本的には、福祉労働者の労働条件を上げないといけない。社会を変えるのは政治家、あるいは東大出身者の人とか、偉い人とか官僚とかエリートとか、そのような認識をもっている人が結構多い。その背景には、自分が志望するこの業界の賃金の低さ、地位の低さが横たわっています。

これは要求しないと当然上がってこないというのはそのとおりなんですが、要求すること自体をソーシャルワーカーができていない。自分の労働条件を上げられないようなソーシャルワーカーが、他人の権利擁護などできないです。まずは、弁護士なり医師なり看護師が労働条件や地位を確立してきたように、ソーシャルワーカーが、自分自身の権利擁護をしていく。それを職能団体は最優先にやるべきだと思いますね。

なぜそんなことを言っているかというと、社会福祉業界は労働基準法違反が常態化しています。僕らのところには、保育園、介護施設、障害者施設の賃金未払い、残業代未払いなど相談に来られます。これが普通ですよね、払われないのが当たり前ですよね、みたいに思わされています。例えば、宿直に入っても手当は出ないし、安くこき使われて、頑張ってるのに疲れ果てて、なかには過労でうつになる人もいる。外国人労働者に置き換えられるという人もいる。要は使い捨てなんですよね。そんな労働環境を許している自分たち、まずは自分たちで変えていくことが大事だと思いますね。

「他人のことをどうこう心配するよりも、まずは、自分のことをやれよ」と思わざるを得ない業界だと強い問題意識をもちながら、いまは少しずつでも労働条件をよくしていこうと取り組んでいます。

高端 それは現場のソーシャルワーカーの方々の意識の問題なんだけれど、「意識を変えよう」といっても、それはなかなか変わるものじゃない。だから、もっと制度的な問題というか、もうひと工夫、ふた工夫で、もっと意識をもちやすくなるような仕組みづくりや運動の方法は何かあるんでしょうか。

藤田 やはり、勝ち取った成果を見せるのが一番大事です。ここは解決しましたよ、とか、同じような人が相談に来て、これはこういうふうになりましたよ、と。労働組合という枠組み・社会資源を使いますが、そこから団体交渉します。実際には残業代が出るようになりました、とか、理事長の方針が変わりました、とか、あるいは解雇を撤回させました、とか、そういう具体的な変化があります。その成功例を見せていく。自分もできるんだ、と思わせるような、要はアソシエーションですね。その組織に入って、自分は変えられるんだと、エンパワメントしていきます。エンパワメントされて、自分もできるんだという要求者に変わっていくというのが一番わかりやすい作業です。これは別にソーシャルワーカーに限らず、障害のある方もそうだし、一般の非正規の方もそうだし、全員に共通していえることなんです。まずは成果を見せていったらいい。要求すると変わるんだよ、という変化を見せていくことですかね。

ソーシャルワーカーと財政学者の連携が社会変革の力となる

高端　さっきからの話の流れでいくと、その先に、まさにソーシャルワーカーが福祉の深刻な現状について声を上げていくというところがあると思うんです。当然ながら、いまの福祉の問題というのは、福祉を利用している方々のところにまさに矛盾が集中しているわけで、そこに直接援助なり相談に入っていくソーシャルワーカーの方々こそが、その現状を生で実感レベルで理解している人々なわけなので、そういった方々にぜひ声を上げていただかないと。まさに鶴さんや藤田さんのように。
僕みたいな財政をやっている人間が何を語っても、結局それはある種の理屈にすぎなくなる面があるし、だから、ソーシャルワーカーや当事者の方々が社会変革の大きな力になっていかなければいけないんじゃないかなというのは、私も常に感じています。

藤田　当事者の人とかソーシャルワーカーがこういう社会にしていきたいんだと思ったときに財政学者の井手英策さんと出会って、高端さんともそうですけれど、共闘していく道筋ができましたね。僕からすると財政や学者は道具なんですよね。こういう社会にしていきたい、こういう希望がある、そのための金はこういうふうに出してくださいよ、こういう案もありますよ、ということで使わせてもらう。残念ながらいまソーシャルワーカーもそうですし、当事者自身もこういう社会、理想的なビジョンがないので、そこをつくりながら、そこの道具として出てきてくださるといいなと思っています。財政学者との協働が最近始まっているのは、少しずつベーシックサービスの拡充などの福祉政策要求が出始めているからでしょう。福祉政策の拡充があると生活が楽になるのに、というときの道具が財政ですね。金もあるよ、というところで連携できるとソーシャルワークも加速していくと思います。ソーシャルワーカー、当事者、財政学者が連帯して福祉政策の拡充要求を前に押し出したいです。

国はなぜ福祉を安上がりにしたいのか

鶴　僕も井手先生や高端さんと接点がもてて、財政というものをすごく意識し出しています。いま、藤田さんが言われたように、福祉の分野で働くソーシャルワーカーあるいは福祉従事者ってみんな低待遇なんですね。全産業でみてもかなり低い。国としては当然、福祉を安くあげたいので福祉の対象とされた人たちにもお金をつぎ込んでいくことは、その幅も狭めておきたい。そこに支援・援助する従事者やソーシャルワーカーも低待遇で置きたい。

それぞれの機関に落ちてくる介護報酬や、僕らの障害福祉サービスでの報酬をなるべく低く抑える。抑えているがゆえに、僕らの職員の給料が上がらない。どっちも安上がりの福祉を国が希求して、それを実行に移していくわけなんですけれども、これはまさに財政の問題、財政をどう、何を福祉に指向しているかという考え方によって立て付けられているのではなかろうかと思っているんですね。
じゃあ、何で国は福祉を安上がりにしたいのか。その答えは2つだと思っています。1つは、先ほど石川先生がおっしゃったように、1970年代以降、福祉にお金を突っ込むと国民がだらける、怠けるという、いわゆる惰民思想というふうなものにすごく国は傾斜していて、そこにお金を入れることを極端に嫌う。困難を自力で解決しなくなるのではないかという考え方があって、広義の福祉にしたくない、その対象もあるいはお金の規模も狭めておきたいということです
もう1つは、僕ら福祉職、ソーシャルワーカーや福祉従事者にお金が回ってこないのは、もともと福祉分野は女性の無償労働の延長としてやらせたかった、あるいはやらせた経緯が僕にはすごく見え隠れするんですね。介護福祉士が1987年に制度化されているんですが、その前に男女雇用機会均等法ができているんですね。雇用機会均等法ができて社会福祉士・介護福祉士ができているという流れは、福祉の分野が女性の労働を吸収するように仕向けたのではなかろうかって、ちょっとうがった感じで見てるんです。
そこからなおかつ、2000年の社会福祉基礎構造改革のときに福祉は市場化されてい

るわけですが、その後すぐに保育士さんとかができているわけなんですけど、国家資格として。そのときに労働者派遣法が改正されて、原則どこにでも派遣できるようになった。女性の保護規定なんかもどんどん撤廃されて、残業も無制限にできるようになった。そこから女性の福祉労働者かつ非正規・パートの人が急激に増えているんですね。

この福祉分野を担う人材として女性が狙い撃ちされて、それはいままで女性が家庭内でやっていた家事・介護・保育なんかを社会化はしたけれども、もともと無償でやってたから、そんなものにぎょうさん金出すことはしないよと。それを民がやってくれるであろうと。国が安上がりというふうには表だって言えないので、会社が低い報酬のなかで利益を出すために福祉を市場化して、女性を安く使おうというふうにもってきた。ゆえに、福祉従事者全体でみると、多分女性の比率がものすごく高いと思うんです。有資格の人たちでも、例えばうちの業界でも7割近くは女性という構成比なんですよね。

ここが、いわゆるジェンダーの問題として福祉職員あるいはソーシャルワーカーの低待遇を考えていかないと、いつまでたってもこの低待遇って変わらへんのちゃうかって感じてたりするんですけどね。

ジェンダーの問題として福祉労働の低賃金・低待遇を考える

高端　ジェンダーの問題として福祉労働の低賃金・低待遇を考えるというのは、具体的にどういうアクションなり、どういう改革につながっていくんですか。

いまおっしゃったことはそのとおりだと思うんですね。日本だけでなくて、基本的に福祉労働で女性が多くなるというのはどこの国でも大なり小なりあって、それがいわゆるグローバル・ケア・チェーンみたいになっている。それで女性が足りなければ、今度は開発途上国からの移民を画策する。要するにそういう構造がある。ある種、無償労働を代替するようなところがやっぱりあって、そうだからということで、実際に国も公定価格を圧縮して、ちゃんとしたいい賃金を払おうにも事業者が払えないような状態で押しとどめている。それはそのとおりだと思うんですよね。

だから上げていくべきだというのはまったくそのとおりなんですけれど、ジェンダー問題としてそれを主張していくというのは例えばどういう……。

鶴　先日、世界各国の家事労働時間を労働賃金に直した表が発表されていましたけれども、これは多分戦略だとは思うんですけれど、もともと日本では無償だと考えられていた家事、あるいは介護の家庭内での労働も、実は賃金に直すとものすごい価格になる。年間にしたら300万円と出てきたかな。これがケアの社会化という意味合いで福祉労働のほうに移ったわけじゃないですか。それであれば、それに見合った賃金を提供するのが筋なのではなかろうか、というふうに主張はできると僕は思っていて、それは単純に家事労働としての賃金化みたいに言っていっていいものなのか、そこにちゃんと福祉の専門性という担保を当然していかなあかんとは思うんですけれど、そこがなかなか声に上がってこないという先ほどの藤田さんの話につながっていて。

女性が最近いろんな形で、フェミニズムであったりジェンダー問題として、〝Me Too〟の問題、声の上げ方とか、やっぱり出てきているとは思うので、福祉業界のなかの〝Me Too〟版みたいなものって出てこないんだろうかって。おっさんばっかりで話して何のリアリティもないんですけれど。

高端　なるほど。話の本筋から外れるかもしれないけれど、家事労働を金銭価値に置き換えて、これだけあるから社会化されたケアの賃金も引き上げろ、という論理って、ジェンダー論からみても吟味すべき点が残りますが、重要な問題提起ですね。

資本主義社会の理解を深める

石川　でも、そもそもこの福祉業界って労働組合もないし、業界はめちゃめちゃ。大正の時代の福祉事業ってだいたいキリスト教のところでやられているんですけれども、そこでやっている人たちのなかで、例えば岡山孤児院とか大きな福祉施設があるんですけれど、そこの寄付をもらいに行くんですね。寄付をもらいに行くときに、わざと貧しい服を着て職員も行く。金持ちから金を、寄付を募るというようなことですが、それに対して警鐘を鳴らしている専門家もいるんですよね。

でも、そもそもそういう弱い人たちを助ける福祉労働というのは、昔から価値がない労働みたいに見なされているところがあって、だから自分たちの服も貧しい服で行って、本当におこぼれください、みたいな。そういうことが問題だと大正時代からいわれていて。ただ、日本って戦後すぐに福祉の制度ができたから、労働組合とかができるベースがなかったんですね。外国だったらそういう闘いを長い間やって、いまはもう労働組合って左寄りの人たちの集団みたいな感じでしょう？　もう機能していないといって、それは一般でもそうなのに、福祉はもっとないから、それで声を上げていったら、「何でそんなこと言うねん」って施設長が言うんですよね、現実的に。だから、経営者が言うという問題があって、これはかなり根深いと思うよね。

藤田さんはブラック企業って、もっと広いところからやっているけれど、だからアプローチしやすいかもしれないけれど、福祉の世界は、しかも一般企業が入ってきて賃金を自由にコントロールできるでしょう？　前はそっちやったら、ある程度のベースを国が定めてきたからいいけど、いまは全部介護保険だったら介護保険のベースでやられるから、経営者の自由が利くわけですよね。だから、いい意味でも悪い意味でも自由主義が入ってきたから競争されて、やっぱりそこはかなり根深い。ちょっと話がずれているかもしれないけれど、かなり厳しいとは思いますね。

藤田　はい。ソーシャルワーカー自身が社会の構造問題とか労使関係など幅広く関心をもつべきですね。資本主義社会の理解もなければ、権利擁護云々までは行き着かないと思います。この社会自体がおかしいとソーシャルワーカーが思えないなら要求主体は生まれないですから。当事者が要求主体になれない場合には、「決められたんだからこうしなさい」と当事者を抑圧する役割をソーシャルワーカーは受け持ちます。福祉予算を決めているのは政治家でもありますが、実態としては、お金を持っている人、資本です。だからお金や富を持っている人には、基本的に分配してもらわなければならない。その要求対象がどこかをいま福祉は定められないでいます。
とくに社会福祉は、ある人に「よこせ」と言ってきた歴史そのものです。生きる権利があるから福祉予算を出すべきだと要求すれば、当然、持つ者・資本との対立にどうしてもなるのです。だから、資本主義理解をもう少し深めていけるといいのかなと思っていま す。これが日本だと、ソーシャルワーク教育のなかにはほとんどない。昔はあったんですね。ソーシャルワーク教育のなかに。カール・マルクスもいたし、ケインズもいた。さまざまな理論家がソーシャルワークのなかにいました。いまは跡形もなく、理論的なバックグラウンドがないんですよね。

石川　基本的にやっぱり左に対するバッシングが大きいときに、福祉国家もそうじゃないですか。例えばスウェーデンは70年代にものすごく批判されて、行ったり来たりするじゃないですか。だから、それに合わせて資本主義社会を維持したいものだから、どうしてもそういう機能を国は推進しますよね。

藤田　岡村重夫先生とか三浦文夫先生とか、さまざまな先生が福祉研究の先人にいらっしゃいました。社会福祉学をつくった先生方って、基本的には理論が背景にあって、経済学のマルクス理論だったわけです。彼らが理論を曲解してきたか否かは別にして、少なくともちゃんと理論を背景にした社会福祉教育を実践されていた。しかし、福祉予算として政治を活用し、資本へ要求していこうというソーシャルワーカーが２０００年以降ほとんどいなくなりました。

3 どのような教育が必要か

理論的なバックグラウンドの重要性

藤田　だから、当然、ソーシャルワーク教育のカリキュラム編成以前に、どういう社会にしたいのかとか、なぜ社会福祉が機能しなければいけないのか、なぜ要求する人々をアソシエイトしなければいけないのかという本質そのものがわからなくなっていると思います。

石川　不思議ですよ。さっき言ったように、理念とかそういうところがあまりないんですよ。乗ってくるのはみんな社会学とか、それこそフーコーの理論をもってきたり、みんなよそのだから。

これは教育の話になりますけれど、基本的に努力が足りないと思いますね。社会福祉のベーシックな原論、とくに資格のなかで原論は落ちたんですよ。「社会福祉とは何ぞや」という科目が落ちて、それがいますごく問題だといわれているんですね。やっぱり、どういう考えに基づいて社会福祉というのは成り立ってきたかというのは、一応歴史的にはいろんな論文があったり、それこそ公的扶助論でもいろんな論争があったり、そういうのがどんどん形骸化しちゃって、「そんなこと言わんで、現実的に実践しろ」という話になってくるわけでね。でも、やっぱりそこはなかなか現実、難しいでしょう。ベースに価値とか倫理がないとやっぱり動けない。

藤田　そうですね。自信をもっていけないんですよね。僕がなぜこんなに自信をもってソーシャルワーク実践やソーシャルアクションに踏み出せるかといえば、理論的なバックグラウンドがあったり、同じ研究者同士のネットワークがあります。ある程度のそういう背景や理論と実践が合わさるというんですかね。いまのソーシャルワーカーには、そういった経験があまり感じられないし、理論の大事さも伝わりにくいというのが、ソーシャルワーカーがアクションに踏み切れない1つの要因です。

石川　大学はノウハウばかり教えることになっているから、制度、それこそ高齢者福祉とか障害者福祉とか、制度・政策、諸外国のサービスが国家試験の基本でしょう？　ベーシックなアイデアとか価値とか倫理とかそのあたり、それこそ定義とかはあまり……。試験には出るけど、それがどれだけその人に根づいているかというのは議論されないからね。

原点に戻り、目指すべき社会像を共有する社会福祉教育を

石川　さっき藤田さんが、あまり社会福祉士の資格養成には興味がないと言ったことが1つのヒントなのですが、例えばうちの大学ではいま、いろんな社会的弱者といわれる人たちというか、例えばLGBTとかホームレスの人を支援している学生がいるんですが、それが社会福祉学科ではなく、社会起業学科なんです。だから、福祉の意識はないんです

よ。でも、やっていることを見ると、僕らと変わらない。これは藤田さんのところに近いわけですね。

それで、「社会福祉って何？」って聞いたら、障害者とか高齢者を対象にしたものであって、ＬＧＢＴとかホームレスの人は福祉ではないというのです。これはもしかしたら、いまの社会福祉教育のいびつさというか問題が、そういうところに表れているのかなと思います。

それを根本的に見直すには、１つはやっぱりソーシャルワーカー教育という意味では、いまのカリキュラムに乗っからないのも１つの手かなと。社会福祉士や精神保健福祉士といった国家資格をもつことがソーシャルワーカーではないよ、という考え方もあり得るかなと思います。

鶴　正直、いまの有資格者のソーシャルワーク実践のレベルとかありさまをみると、藤田さんがいうように、資格によらない人のほうが意欲的・活動的なのかなと……。

石川　新鮮やしね。

鶴　そうは思いつつ、やっぱり一定程度そういう人材を輩出できるツールというか、それが標準的に整備されていないと、やっぱり福祉を必要とする人って、かなり人数としては多い状況なので、これでいわゆる社会福祉系の教育というものを否定してしまうと、どこからそこのソーシャルワーカーが輩出されてくるの？　と問われたら、たぶん、いまはすごく狭い枠ですね。それは僕なりに危機的だと思うので、やっぱりちゃんとそれを学べる体制を整備するということは諦められない。

石川　鶏が先か卵が先か……。結局そういうカリキュラムだと、学生が面白くないから来ないという面もあるのでは。いまのカリキュラムは実習に縛られ、分野に縛られている。さっき言ったように、ほかの学科の学生はホームレス支援をやっていて、これ、ソーシャルワークと同じじゃや、というふうになって初めてソーシャルワークのほうに寄ってくる。ところがカリキュラムをみると全然面白くない。

でも本来であれば、僕なんか学生に、そういうのがソーシャルワークだよって教えますけれども、やっぱりそのあたりがいまの社会福祉士養成カリキュラムのいびつなところで、それに気づいている大学もある。資格養成はもうやめましょう、もっとソーシャルワーク教育に、原点に戻りましょう、という大学はなくはなくて、武蔵野大学なんかはそれに近いところがあるでしょう。海外のことをやったりグローバル問題をやったりね。

だから、僕もそこに関しては1回戻ってもいいのかなという。新しいものを構築するためには1回戻って、原点は何かということを見つめ直してと思うところがあります。

藤田　そうですね。だから僕はいろいろなところで「ソーシャルワークの解放」という言葉を使っています。ソーシャルワークを解放するときだと思っています。ソーシャルワークって小さく切り縮められて、これがソーシャルワークだ、というふうに押しつけられてきている。単なるケアする人とか、社会福祉士資格をもっている人とか、そういったものがソーシャルワーカーだ、ソーシャルワークだといわれてきたものを改める必要性を痛感します。がんじがらめにされているものを解放していく。これもソーシャルワークだし、あれもソーシャルワークだし、それもソーシャルワークなんだよ、というふうにやっていったほうが、社会全体をみると絶対に効果としては大きいと思っています。ただ、それをいうと今度、カリキュラムをどうするのかとなって、難しいですよね。

石川　いまのカリキュラムに、誰も満足しているとは思えないですよ。やっぱりいびつだと思っているんです。ノウハウとかスキルだけが取り上げられて、制度・政策・

サービスがメインになってきて、ベーシックな考え方も根づいていない。それでどう支援していけと。

藤田　少なくとも目指すべき社会像みたいなものが共有できるといいですね。教育の場面でできるといいなというふうに思っていますが、それすらもいまは難しいです。目指すべき社会福祉って何かみたいなものが、教育のなかであまりないですよね。

石川　教員としては複雑な気持ちですよ。面白くない授業を自分たちもやっているわけで。制度・政策をやっていて面白いと思わないでしょう？　でも、それはテストに出るから教えなあかんという。学生のニーズもあるし、大学からもやれということでやるわけですよね。面白いと思う人がいるのかといわれたら、すごい疑問ですよね。

だから僕は、社会福祉士のいわゆる試験科目、指定科目があるんですけど、もう完全に割り切って、前半部分はテキスト用、福祉士対策用。後半は自分の自由に話させてもらう。それがまだ許されているけど、全然だめなところもあるし、シラバスに書いたとおりやれといわれるところもある。本当に面白くないと思いますよ。

高端　以前勤めていた大学で、社会福祉計画論と社会福祉行財政論を担当してくれないかと声をかけられて、テキストを貸してくれたんですが、そのテキストを見て、これを教えるのかと……。制度の説明とか沿革とか、たぶんこれを暗記すると試験に受かりますよということなんですよね。これをこのまま90分・15回やったら、学生は寝るしかないですね。資格にかかわるから、やっぱりある程度これを教えてほしいといわれたので、断ったんですよね。現状批判や目指すべき社会像につながる要素がない。

藤田　生活保護法も同じですね。僕も専攻でやってきたところはまったく面白くなくて。学部時代、要するに社会福祉士養成のカリキュラムがあって、資格を取るのであれば制度や理論を形式的にでも覚えればいいだけの話です。それは土台としてはあってもいいかもしれないですけれど、その土台の上に何を積み上げるのかがないと、単なる予備校化するだけだと。

高端　今回僕が書いたⅣ章は、そういうものとして福祉財政を学んだ人たちに、そうじゃない、財政問題というのはそういう話じゃないという、そこを伝えたくて書いたのです。思いが伝わることを願っています。

鶴　いままで福祉がターゲットにしてきたこととか、福祉が語られる際に言われてきた言説では福祉を語り切れないし、そもそもの本来あるべき福祉の実現とはやっぱりかけ離れているというのが、皆さんのお話を聞いていて浮き彫りになったと思います。

現任のソーシャルワーカーの人たちにもこのやりとりをみてもらって、「私らがいまやってることって、どうなんだろう?」と考えるきっかけになってもらえたらと思います。そうなるんじゃないかという手応えは、個人的には感じているところです。

(2019年6月4日　へるす出版会議室にて)

波新書，2018.
2）大沢真理：現代日本の生活保障システム―座標とゆくえ．岩波書店，2007.
3）堤　修三：社会保険の政策原理―連帯と強制の間．長崎県立大学論集，経営学部・地域創造学部，51(4)：17-69，2018.
4）小塩隆士：社会保険制度の効率と公平．後藤玲子編，福祉＋α；正義，ミネルヴァ書房，2016.
5）垣内国光：福祉「改革」と費用徴収問題．社会福祉学，30：106-136，1989.
6）井手英策：日本財政 転換の指針．岩波書店，2013.
7）佐藤　滋，古市将人：租税抵抗の財政学―信頼と合意に基づく社会へ．岩波書店，2014.
8）高端正幸：支え合いへの財政戦略―ニーズを満たし，財源制約を克服する．宮本太郎編著，転げ落ちない社会―困窮と孤立をふせぐ制度戦略，勁草書房，2017.
9）高端正幸：増税不可避の日本財政―社会を支え，社会によって支えられる財政システムへ．駒村康平編著，2025年の日本―破綻か復活か，勁草書房，2016.

2）山手　茂：医療におけるソーシャルワーカーの役割と資格制度化をめぐる論争点―なぜ社会福祉士と別資格を設けようとするのか？．社会福祉研究，69：56，1997.
3）秋山智久：「社会福祉士及び介護福祉法」法制化の課程と課題．月刊福祉，8：52-59，1987.
4）秋山智久：「社会福祉士」制度10年目の課題と展望―社会福祉専門職の実践と意識に関する全国調査から．社会福祉研究，67，113-124，1996.
5）小野哲郎：社会福祉士・介護福祉士法の成立と諸問題―社会福祉の現業活動と教育・研究活動への影響と今後の課題について．明治学院論叢，(429・430)：161-223，1988.
6）日本社会福祉士養成校協会研修委員会：社会福祉士養成校教員研修プログラム基盤構築事業・2002年度研究事業報告書．2002.
7）木下大生：社会福祉士制度の定着に関する一研究―需要側の論理と供給側の論理．常磐大学大学院常磐研究紀要，1：37-50, 2007.
8）社会福祉専門職団体協議会（社専協）国際委員会：IFSW（国際ソーシャルワーカー連盟）の「ソーシャルワークのグローバル定義」新しい定義案を考える10のポイント．
https://www.jacsw.or.jp/06_kokusai/IFSW/files/07_sw_teigi.html（最終アクセス2019/07/04）
9）横山豊治：社会福祉士制度30年の到達点；任用の動向を中心に．新潟医療福祉会誌，17：2-12，2018.
10）空閑浩人：相談援助の視座と展開過程．日本社会福祉士会編，基礎研修テキスト上，2015，pp.37-43.
11）総務省 自治体戦略2040構想研究会：第一次・第二次報告の概要，2018.
〔第Ⅳ章〕
1）井手英策：幸福の増税論―財政はだれのために．岩

●参考文献

〔第Ⅰ章〕

1）一番ケ瀬康子編著：新・社会福祉とは何か―現代の社会福祉Ⅰ．第３版，ミネルヴァ書房，2007.

2）社会保障制度審議会：社会保障制度に関する勧告．1950.

3）横田　弘：障害者殺しの思想．増補新装版，現代書館，2015.

4）月刊『創』編集部編：開けられたパンドラの箱―やまゆり園障害者殺傷事件．創出版，2018.

5）社会福祉専門職団体協議会，日本社会福祉教育学校連盟訳：ソーシャルワーク専門職のグローバル定義．2015.

6）杉本貴代栄：ジェンダーで読む福祉社会．有斐閣，1999.

7）秋山智久：「社会福祉士及び介護福祉士法」法制化の過程と課題．月刊福祉，70（9）：52-59，1987.

8）上野千鶴子，大熊由紀子，大沢真理，他編：ケアその思想と実践6―ケアを実践するしかけ．岩波書店，2008.

〔第Ⅱ章〕

1）根津　敦：ソーシャルアクション．日本社会福祉学会事典編集委員会編，社会福祉学事典，丸善出版，2014，pp.212- 213.

2）バーバラ・メレディス著，杉岡直人，吉原雅昭，平岡公一訳：コミュニティケアハンドブック―利用者主体の英国福祉サービスの展開．ミネルヴァ書房，1997.

3）パウロ・フレイレ著，三砂ちづる訳：被抑圧者の教育学―50周年記念版．亜紀書房，2018.

〔第Ⅲ章〕

1）京極高宣：日本の福祉士制度―日本ソーシャルワーク史序説．中央法規出版，1992.

◆著者略歴

鶴幸一郎　つる・こういちろう
1973年生まれ。川崎医療福祉大学医療福祉学部医療福祉学科卒。16年間の精神科病院勤務を経て2013年みやぎ心のケアセンターに勤務。2015年社会福祉法人フォレスト倶楽部常務理事。2019年同法人理事長。2016年日本精神保健福祉士協会社会保障問題検討委員会委員長。

藤田孝典　ふじた・たかのり
1982年生まれ。ルーテル学院大学大学院総合人間学研究科博士前期課程修了。NPO 法人ほっとプラス代表理事。聖学院大学客員准教授。北海道医療大学臨床教授。反貧困ネットワーク埼玉代表。ブラック企業対策プロジェクト共同代表。著書に『闘わなければ社会は壊れる』（岩波書店）、『未来の再建』（ちくま新書）、『貧困クライシス』（毎日新聞出版）、『続・下流老人』（朝日新書）、『貧困世代』（講談社現代新書）、『下流老人』（朝日新書）、など。

石川久展　いしかわ・ひさのり
1962年生まれ。1988年関西学院大学大学院社会学研究科前期博士課程修了。1990年大阪市立大学大学院生活科学研究科後期博士課程中退。1997年日本社会事業大学大学院社会福祉学研究科後期博士課程修了。1990年ルーテル学院大学文学部専任講師。2003年同大学教授。2009年より関西学院大学人間福祉学部教授。著書に『社会福祉学への展望』（相川書房）、『ソーシャルワーク論』（ミネルヴァ書房）、『社会の理解』（ミネルヴァ書房）など。

高端正幸　たかはし・まさゆき
1974年生まれ。2002年東京大学大学院経済学研究科博士課程単位取得退学。2013年博士（経済学、横浜国立大学）。聖学院大学講師・准教授、新潟県立大学准教授等を経て、2015年より埼玉大学大学院人文社会科学研究科准教授。著書に『福祉財政』（ミネルヴァ書房）、『地方財政を学ぶ』（有斐閣）、『復興と日本財政の針路』（岩波書店）、『地域切捨て：生きていけない現実』（岩波書店）など。

へるす出版新書　025

福祉は誰のために
ソーシャルワークの未来図

発行日　2019年８月26日　第１版第１刷発行

編　者　鶴　幸一郎／藤田　孝典／
　　　　石川　久展／高端　正幸
発行者　佐藤　枢
発　行　株式会社へるす出版
　　　　東京都中野区中野 2-2-3　〒164-0001
　　　　TEL〔販売〕03-3384-8035　FAX〔販売〕03-3380-8645
　　　　振替　00180-7-175971
印刷・製本　広研印刷株式会社

© TSURU Koichiro, FUJITA Takanori,
ISHIKAWA Hisanori, TAKAHASHI Masayuki.
2019 Printed in Japan.
ISBN978-4-89269-983-2
へるす出版ホームページ http://www.herusu-shuppan.co.jp
＊落丁・乱丁本はお取り替えいたします.